医学真实世界研究范例

黄子杰 ◎ 主编

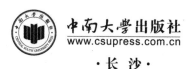

中南大学出版社
www.csupress.com.cn
·长沙·

编委会

◇ **主 编**

黄子杰

◇ **编 委**(按姓氏笔画排序)

许 茜　许珈齐　李茜羽

连秀华　陈诗雅　居 睿

柯媛媛　姚淑红　黄 希

黄 倩　黄子杰　蔡 晶

随机对照试验(randomized controlled trial，RCT)通常被认为是最重要和最有效的医学研究方法，但实际上并非如此。由于RCT要求研究条件严格设置，使得研究结论的外推具有局限性，且研究实施过程中还可能面临着伦理和经济成本等的挑战。近年来，如何有效地利用预防、治疗和康复过程中自然生成的真实世界数据(real world data，RWD)形成高质量的真实世界证据(real world evidence，RWE)，也就是真实世界研究(real world study，RWS)，成为了国内外日益关注的热点问题。

一、是前进还是后退

医学研究的科学规则来自哪里？德国细菌学家罗伯特·科赫在对炭疽病、伤寒、鼠疫等传染性疾病进行研究的过程中总结出一套科学验证方法，对如何确定细菌与疾病的关系制定了严格的准则，被称为"科赫法则"。科赫法则的主要内容包括以下几点：第一，这种微生物必须能够在患病动物组织内找到，而未患病的动物体内则找不到；第二，从患病动物体内分离的这种微生物能够在体外被纯化和培养；第三，经培养的微生物被转移至健康动物体内后，动物将表现出感染的征象；第四，受感染的健康动物体内能分离出这种微生物。科赫法则被后人奉为传染病病原鉴定的"金科玉律"，其科学严谨的求证思路对近代医学研究产生了巨大的影响。

但这种科学研究的规则真能屡试不爽吗？说个诺贝尔奖历史上的乌龙事件。1907 年，时任丹麦哥本哈根大学病理解剖学研究所主任的约翰尼斯·菲比格发现了一种特别的寄生虫，带有这种寄生虫的小白鼠会患胃癌，癌细胞还转移至淋巴结和肺部。于是，他便提出了"寄生虫导致癌症"的观点，并将这种寄生虫命名为"螺旋体癌虫"。为了进一步验证这一观点，他用带有这种寄生虫的美洲蟑螂喂养大鼠，在实验鼠中检出了这种寄生虫，并且大部分的实验鼠发生了胃癌病变。他的发现引起了医学界轰动，并据此获得了 1926 年诺贝尔生理学或医学奖。但是，在此后数十年的研究中，学者们发现，尽管这种寄生虫的确存在，但它却不具备致癌能力。那么，菲比格到底是哪里出错了呢？事实上，老鼠患胃癌的原因并不是寄生虫本身，而是饮食不良导致的维生素 A 缺乏症，从而引发胃部的病变和损伤。

此外，这种科学研究的规则真能做到不违背人类伦理吗？20 世纪六七十年代，心理学家为了弄清楚"先天和后天的问题"，以科学的名义进行了一项秘密试验。他们将双胞胎或三胞胎以单胞胎方式寄养，整个过程双胞胎或三胞胎及其父母或亲属都不知情，一家人被迫分开。这项由美国国家心理健康研究所资助的试验，直到 1980 年其中一家被分开寄养的 3 个男孩，偶然发现了彼此是同胞兄弟才被叫停。这个事件被拍成电影，并提出了一个严肃的伦理问题：当事人是否有权知道并决定自己是否要参与科学试验？

随着医学技术的飞速发展，诊疗手段和药物研究日新月异，医学研究伦理问题越来越突出。为了科学研究、人类的共同利益，是否可以牺牲个人的利益，不顾人类的伦理？试验前征求受试者意见是否会阻碍科学研究的进步？这些问题经过半个世纪的讨论和实践，已经得到证实。因此，《涉及人的生物医学研究伦理审查办法》由国家卫生和计划生育委员会于 2016 年 10 月 12 日发布，自 2016 年 12 月 1 日起施行。这是为保护人的生命和健康，维护人的尊严，尊重和保护受试者的合法权益，规范涉及人的生物医学研究伦理审查工作而制定的。

为此，基于真实世界的医学研究是人性认知的进步。

二、是严格还是放宽

医学研究是以人为主要研究对象，以疾病的预防、治疗和康复为主要研究内容，以医疗卫生机构为主要研究基地，由多学科人员共同参与组织实施的科学活动。

医学研究根据是否存在人为干预措施，可分为实验性研究和观察性研究两大类。实验性研究按是否随机分组，可分为随机对照研究和非随机对照研究。观察性研究按是否设置对照组，可分为有对照组的分析性研究和无对照组的描述性研究。分析性研究或者描述性研究，按暴露和结局的时间关系，可分为横断面研究（暴露和结局同时存在）、回顾性研究（从结局情况反推暴露情况）、前瞻性研究（先有病因暴露再分析结局情况），如图 0-1 所示。

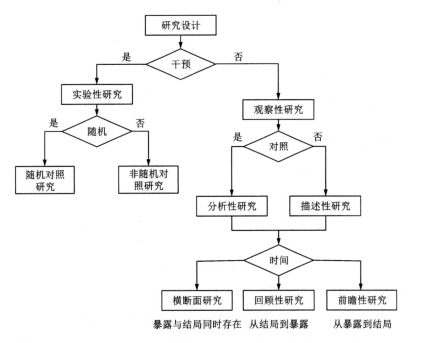

图 0-1 医学研究类型

在这些医学研究类型中，随机、对照、干预、时间等各个设计元素，被提到较高的地位并得到重视。通常认为随机对照研究(本身就是前瞻性的)具有最高的证据等级，即这类研究能够探究因果关系，其科学价值最高。实际上，这些设计元素的"有"还是"没有"，具有各自不同的存在价值。

(一)"随机"的价值

"随机"的价值如表0-1表示。

表0-1 "随机"的价值

项目	没有随机	有随机
优点	受试者充分表达个人治疗意愿，真实反映不同干预方案在人群中的接受情况	研究对象有均等的机会被分配到对照组或实验组；可以使得不同研究组间的基线水平具有可比性
缺点	易产生选择偏倚	人为区分受试者，有可能违背受试者个人意愿
用途	(1)可用于干预方法不可隐藏的医学研究，如手术、针刺等 (2)观察性研究	(1)随机化抽样，即在人群中以随机方法抽取样本量，以保证样本具有较好的代表性 (2)随机化分配，即将研究对象随机分配到各个研究组，以保证组间的均衡性

随机在科研设计中被无数次地强调，根本的目的就是让受到不同干预措施影响的、用于相互比较干预效果的各组之间的差异尽量减少。随机的方法很多，简单的比如抽签，复杂的可能不仅烦琐而且残忍。不过，要实现组间的可比性，一些准随机、类随机、非随机的方法未必不能替代，毕竟理想状态确实难求，何况完全随机也会走样，有时也无法保证组间均衡且具有良好的可比性。

在真实世界研究中，保证可比性的方法有很多，尽管不是随机，但有很多源于完全随机分组时的补救方法。例如，两组性别比例不均衡时，再多收集几例特定性别的病例来平衡，尽管非完全随机，但聊胜于无。于是，在真实世界研究中，按照干预组的个体特征寻找具有相应特征的另外个体作为对照，确实是很简便的用于说明干预效果的办法。

(二)"对照"的价值

"对照"的价值如表 0-2 所示。

表 0-2 "对照"的价值

项目	没有对照	有对照
优点	(1)降低研究成本 (2)规避医学伦理约束	可以比较，最大限度地减少偏倚
缺点	无法确切判断干预措施的效果	(1)组间缺乏可比性的对照是无效或低效对照 (2)受对照组设置的限制，不可能穷尽全部的可能影响结果的因素
用途	提出研究假说	评估因果关系

"有比较就会有伤害。"这句话倒是有道理，否则没有对照比较，孰优孰劣难以辨别。但很多时候，优劣是不言而喻的。例如，一个降血糖的中药处方，不仅要控制血糖在正常范围内，而且还要避免发生肾功能损害，设立空白对照组基本没有意义却又伦理违规。例如，通过微创方法切除子宫肌瘤，创伤小且出血少，设立传统开腹手术为对照组，确属多此一举。所以类似这些情形，效果已经是肯定的了，还要耗费大量时间、精力、资源，为对照而对照，纯属教条主义，绝对弊大于利。

(三)"干预"的价值

"干预"的价值如表 0-3 所示。

表 0-3 "干预"的价值

项目	没有控制非干预因素	纯粹的干预措施
优点	可反映真实的生活情况	保证干预措施的纯粹性
缺点	混杂因素多	纯粹状态不是现实状态
用途	观察自然进程	证实干预措施的单纯效果

干预就是仅实施于实验组以影响研究对象状态的措施。为此,不仅需要设置没有实施干预措施的对照组作为比较,而且需要对实验组和对照组同等地严格控制任何其他可能影响干预过程的因素,否则无法确切判断最终效果纯粹是干预措施引发的。这是随机对照研究的理想状态,也是探究因果关系的精准状态。

遗憾的是,即使确认了这一干预措施的效果,也无法在现实生活中重现干预的理想状态和精准状态。这意味着干预效果的实现是有限制的,并非任意条件下的"万能钥匙"。真实世界研究是在现实条件下的自然过程,比如某个中药处方能降血糖,即便服药者不忌口也有效,那么,为什么非得严格限制甜食的摄入呢? 过多控制非干预因素,确属多余,因为生活毕竟不是试验。所以自然状态下的干预,也是很好的研究效果观察过程,没必要拒之门外。

(四)"时间"的价值

"时间"的价值如表 0-4 所示。

表 0-4 "时间"的价值

项目	横断面研究	回顾性研究	前瞻性研究
特征	结果与原因都已存在	结果已存在，向既往追溯原因；亦称病例—对照研究	原因已存在，向未来观察结果；亦称队列研究
优点	简单易行，节省时间	比较简单，节省时间	可获得确切的因果关系
缺点	难于确定病因	存在回忆偏倚	耗时较长
用途	寻找健康影响因素	病因的部分验证	确定发病原因

从时间特征上看，最符合科学目的的就是前瞻性研究。一项完美的前瞻性研究，就是科赫法则的再现：首先，用药组血糖降低到正常范围，对照组血糖水平依然如故；其次，用药组和对照组除了"用药"这一因素不同以外，其他因素保持相同；再次，用药组一旦中途停药，血糖复原；最后，血糖水平始终没有下降的，一定是没有服药的对照组。如此一来，我们确实没有理由不认同——服药（原因）与血糖降低（结果）的因果关联性。

只是，并非所有的研究都能如此这般完美地再现科赫法则。这里涉及众多不确定的影响因素：参与研究的观察对象中途因故或无故退出，可能影响用药组和对照组的均衡性；除了服用这个中药，观察对象因为其他原因服用其他药物，其他药物就可能影响中药的降糖效果；所有观察对象饮食的种类和数量无法一致，饮食极可能影响日常的血糖水平……

当然，形成因果关联性的假说，也不是无凭无据的。横断面研究和回顾性研究的结果，就是假说形成的证据来源。科学追求真理，但真理需要一步一步逼近，所有科学工作者都在逼近真理的不同阶段不同水平中努力着。

从上可知，随机、对照、干预和时间是研究设计中很重要的元素。但对于纷繁复杂的现实状态，一味地照搬照套严格完美的研究设计法则，而不考虑实际可行性，显然是不可取的。

为此，基于真实世界的医学研究对科学研究方法是十分有益的。

三、是坚守还是背叛

在过去的几十年中，随机对照干预研究被尊崇为医学研究的典范，非随机对照的研究被认为缺乏足够的科学性。但近年来，人们开始反思这一观点。不可否认，随机对照试验也存在诸多不足，如研究例数较少、研究时间较短、研究条件苛刻、干预过于标准化、方案未必最优、经济效益低下等。

真实世界的医学研究有限度地规避了随机化、设置对照和干预标准化等元素的约束，真实世界研究能纳入更多的研究对象，能评估更多的影响因素或危险因素，也能观察更多的干预结局，加之研究执行起来相对较为容易，研究费用更为节省。因此，这种研究类型颇受学者和临床医生的欢迎。

目前，大多数学者认为，真实世界研究所产生的证据是随机对照研究结果重要的，甚至是不可替代的补充。甚至不少学者认为，大样本的、混杂偏倚控制得好的真实世界研究足以媲美随机对照研究，可以作为药物评审和指南制定的重要依据。大多数学者认为，以利用真实世界数据为基础的真实世界研究，通过收集创新技术及药物在临床使用中的实际效果数据，帮助医疗决策者了解其在不同医疗环境中所能发挥的真实效果和安全性，具有客观、科学、真实的特征，能最大限度还原创新技术和药物在临床应用中的真实疗效。

同时，我们也应清醒地认识到，真实世界研究的适用范围有待明确。真实世界研究是与传统随机对照试验互为补充的一种医学研究方法，是为了提高研究效率、综合形成完整而严谨的证据链，而不是对随机对照研究的推翻和取代。在某些研究中，仅仅采用真实世界研究是不足以说明问题的，有时候还是需要进行费时、费资源的随机对照研究。

参考文献

[1] TNT TNT. 真实世界研究的定义到底是什么？［EB/OL］.［2022–01–13］. https://
　　 kuaibao. qq. com/s/20181219G1J5X200？ refer＝cp_1026.

[2] 医药经理人. 真实世界研究与药物研发（一）［EB/OL］. https://www. sohu. com/a/
　　 372702005_755082.

目录

范例一　红细胞分布宽度对不同海拔地区房颤的影响研究

本范例体现医学真实世界研究的因素特点如表 1-1 所示。

表 1-1　本范例的因素特点

随机	研究对象选择非随机化；根据生活地区和是否患病分组，而不是同类对象按随机化方式分组
对照	有对照组
干预	未施加任何干预措施
时间	横断面研究

一、问题提出

心房颤动(简称房颤)是临床上心血管疾病患者的常见症状，其发生与心血管疾病密不可分。研究表明，高海拔环境可导致慢性缺氧，刺激促红细胞生成素的合成和释放，导致红细胞分布宽度(erythrocyte distribution width, RDW)增加，后者是引发高原心血管疾病的因素之一。那么不同海拔地区 RDW 与房颤之间是否存在着关联呢?

二、方案设计

本范例以非瓣膜性房颤患者为研究对象，并根据生活区域分为低海拔地区病例组和高海拔地区病例组。对照组为同一地区的无房颤者，其性别构成、平均年龄与病例组性别构成、平均年龄差异无统计学意义。研究方案获得伦理审查同意，纳入研究的患者全部签署知情同意书。

本范例的医学真实世界研究路线图如图1-1所示。

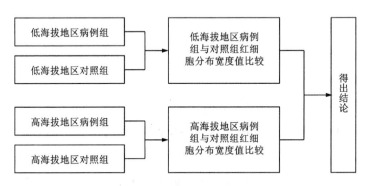

图1-1 本范例的医学真实世界研究路线图

三、样本含量

研究问题聚焦房颤患者的红细胞分布宽度值。因此，房颤患者RDW值是估算样本含量的关键指标。

查阅文献可知：房颤患者RDW值均数±标准差为（13.12±0.68）%，对照组RDW值均数±标准差为（12.84±0.59）%。

本研究为病例组和对照组红细胞分布宽度值比较的临床试验，病例组和对照组的主要结局指标都是红细胞分布宽度值，属于计量资料，最主要的统计方法应该采用两样本 t 检验。

打开PASS 16.0软件，选择Means-Two Independent Means-Tests for Two Means（Two-Sample T-Test）differences程序，得出结果：当第一类错误控制在5%以内，检验效能接近90%时，本研究需要患者109例，具体结果如图1-2所示。

```
                        Two-Sample T-Test Power Analysis
Numeric Results for Two-Sample T-Test
Null Hypothesis: Mean1=Mean2. Alternative Hypothesis: Mean1≠Mean2.
The standard deviations were assumed to be known and unequal.

                      Allocation
Power       N1    N2    Ratio    Alpha       Beta     Mean1    Mean2    S1     S2
0.90098     109   109   1.000    0.05000     0.09902  13.1     12.8     0.7    0.6
```

图 1-2 本范例样本含量估算结果

四、数据收集

研究共获得 460 例研究对象，其中低海拔地区病例组 116 例，对照组 112 例；高海拔地区病例组 117 例，对照组 115 例。经测量，得到红细胞分布宽度值。表 1-2 为部分数据。

表 1-2 低、高海拔地区研究对象红细胞分布宽度的部分数据

单位：%

低海拔地区		高海拔地区	
病例组	对照组	病例组	对照组
13.08	12.40	11.86	12.44
12.45	12.57	11.74	14.67
11.68	13.93	11.75	13.26
14.00	12.89	14.23	13.33
11.67	11.50	15.01	14.01
11.61	11.45	11.98	13.54
13.21	12.44	14.25	14.83
12.48	12.86	12.80	11.93
12.64	12.85	11.95	12.49
14.09	12.96	12.99	11.71
11.83	12.85	13.89	12.00
12.71	12.41	13.49	12.89
12.59	12.31	12.16	13.04

低海拔地区		高海拔地区	
病例组	对照组	病例组	对照组
13.51	12.98	13.49	14.65
13.31	12.09	13.92	13.13
13.85	13.03	16.19	11.81
13.02	12.70	12.58	13.26
13.61	12.71	13.81	14.65
13.26	12.78	12.18	13.52
13.57	12.73	12.62	12.17
12.57	12.55	12.95	13.54
12.31	12.75	15.34	13.36
13.17	13.16	13.93	12.75
12.47	13.10	13.20	11.14
12.71	12.09	13.52	12.10
12.52	12.38	13.40	12.22
13.84	11.84	14.97	13.37
12.44	12.32	14.77	13.19
12.71	12.99	14.48	12.47
13.11	12.17	13.02	11.17
12.77	12.43	13.59	13.69
12.48	14.30	12.83	13.14
11.17	11.99	13.69	12.53
13.03	11.01	13.77	14.57
13.12	12.91	12.97	13.00
12.73	12.53	12.46	12.92
13.51	12.93	13.83	13.90

五、统计分析

(一)低海拔地区病例组与对照组红细胞分布宽度值比较

（1）本研究须做正态性检验（SPSS 24.0 操作过程是分析—描述统计—探索），将"红细胞分布宽度值"送入"应变量列表"，将"组别"送入"因子列表"。得到结果如图1-3所示。

正态性检验

	分组	柯尔莫戈洛夫-斯米诺夫(V)ᵃ			夏皮洛-威尔克		
		统计	自由度	显著性	统计	自由度	显著性
红细胞分布宽度	病例组	0.048	156	0.200*	0.989	156	0.255
	对照组	0.114	72	0.022	0.967	72	0.054

*. 这是真显著性的下限。
a. 里利氏显著性修正。

图1-3 正态性检验结果(1)

病例组的检验统计量为 0.989，$P=0.255>0.05$；对照组的检验统计量为 0.967，$P=0.054>0.05$。故病例组和对照组两组数据符合正态分布。

（2）本研究采用两组独立样本 t 检验进行分析（SPSS 24.0 操作过程是分析—比较平均值—独立样本 t 检验），将"红细胞分布宽度"送入"检验变量"，将"组别"送入"分组变量"并定义后，得到结果如图1-4所示。

组统计

	分组	个案数	平均值	标准差	标准误差平均值
红细胞分布宽度	病例组	156	12.8720	0.76025	0.06087
	对照组	72	12.6529	0.55024	0.06485

独立样本 t 检验

		莱文方差等同性检验		平均值等同性t检验					差值95%置信区间	
		F	显著性	t	自由度	Sig.(双尾)	平均值差值	标准误差差值	下限	上限
红细胞分布宽度	假定等方差	9.772	0.002	2.193	226	0.029	0.21907	0.09989	0.02224	0.41590
	不假定等方差			2.463	185.327	0.015	0.21907	0.08894	0.04361	0.39453

图1-4 组统计、独立样本 t 检验结果(1)

两组红细胞分布宽度均数(标准差)分别为 12.8720(0.76025)、12.6529(0.55024)。两组方差不齐($P = 0.002 < 0.05$),读取独立样本 t 检验的结果,$t = 2.463$,$P < 0.05$,差异有统计学意义。

(二)高海拔地区病例组与对照组红细胞分布宽度值比较

(1)本研究须做正态性检验(SPSS 24.0 操作过程是分析—描述统计—探索),将"红细胞分布宽度值"送入"应变量列表",将"组别"送入"因子列表",得到结果如图 1-5 所示。

正态性检验

	分组	柯尔莫戈洛夫-斯米诺夫(V)ª			夏皮洛-威尔克		
		统计	自由度	显著性	统计	自由度	显著性
红细胞分布宽度	病例组	0.039	147	0.200*	0.994	147	0.824
	对照组	0.069	95	0.200*	0.986	95	0.401

*. 这是显著性的下限。
a. 里利氏显著性修正。

图 1-5　正态性检验结果(2)

病例组的检验统计量为 0.994,$P = 0.824 > 0.05$;对照组的检验统计量为 0.986,$P = 0.401 > 0.05$。故病例组和对照组两组数据符合正态分布。

(2)本研究采用两组独立样本的 t 检验进行分析(SPSS 24.0 操作过程是分析—比较平均值—独立样本 t 检验),将"红细胞分布宽度"送入"检验变量",将"组别"送入"分组变量"并定义后,得到结果如图 1-6 所示。

组统计

	分组	个案数	平均值	标准差	标准误差平均值
红细胞分布宽度	病例组	147	13.4220	1.24617	0.10278
	对照组	95	13.0953	0.85862	0.08809

独立样本 t 检验

		莱文方差等同性检验		平均值等同性检验					差值95%置信区间	
		F	显著性	t	自由度	Sig.(双尾)	平均值差值	标准误差差值	下限	上限
红细胞分布宽度	假定等方差	14.563	0.000	2.235	240	0.026	0.32671	0.14620	0.03871	0.61471
	不假定等方差			2.413	238.984	0.017	0.32671	0.13537	0.06004	0.59338

图1-6　组统计、独立样本 t 检验结果(2)

两组红细胞分布宽度均数(标准差)分别为13.4220(1.24617)、13.0953(0.85862)。两组方差不齐($P=0.000<0.05$),读取两独立样本 t 检验的结果:$t=2.413$,$P<0.05$,差异有统计学意义。

六、论文表述

分析结果显示,无论是低海拔地区还是高海拔地区,病例组的红细胞分布宽度值均大于对照组的红细胞分布宽度值,差异有统计学意义(P 值分别为0.029、0.026,即 P 均小于0.05),提示低、高海拔地区研究对象红细胞分布宽度对房颤的产生均有影响。

七、常见错误

(一)数据分布形式的判断

鉴于文献回顾中获得的低、高海拔地区研究对象红细胞分布宽度平均值采用均数(标准差)方式表述,为此认定数据属于正态分布资料。更为严谨的做法是,如果采用预研究的方式获取基本信息,可以对预研究的数据进行正态性检验,以确定其是否属于正态分布。

当然,在正式研究开始后,对所获得的数据,在统计学分析前先做正态性检验，也不失为严谨的科学态度。本范例原始数据的正态性检验结果表明，数据属于正态分布资料。

(二) t 检验方法的选择

常用的 t 检验有两种方法，一是两组独立样本的 t 检验，二是配对资料的 t 检验，两者不可混用。从理论上说，配对资料采用两组独立样本的 t 检验是可行的，但会大大减低统计效能。而两组独立样本的资料一旦采用配对 t 检验，那就是错误的。

随机对照试验的研究路线图如图 1-7 所示。

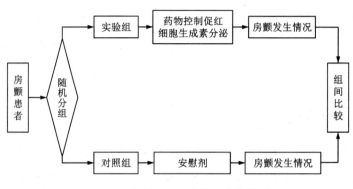

图 1-7　随机对照试验的研究路线图

参考文献

Han K, Su X, Liu J, et al. Red cell distribution width as a novel marker for different types of atrial fibrillation in low and high altitude[J]. Cardiology Research and Practice, 2019, 2019.

（柯媛媛）

范例二　贝那利珠单抗治疗重度嗜酸性粒细胞支气管哮喘的效果研究

本范例体现医学真实世界研究的因素特点如表2-1所示。

表2-1　本范例的因素特点

随机	研究对象选择非随机化,并根据治疗结果分组
对照	单一治疗手段的两组间相互对照
干预	未施加任何干预措施
时间	前瞻性研究

一、问题提出

支气管哮喘(简称哮喘)是由包括嗜酸性粒细胞、肥大细胞、T细胞、中性粒细胞等多种细胞参与的异质性气道慢性炎症。重度未控制哮喘占成人哮喘的3%~5%,其特征是尽管采用了高剂量吸入性治疗,但症状仍会持续及反复发作。患者存在明显的2型气道炎症证据,近年来,针对2型气道炎症的生物治疗为重度未控制哮喘患者提供了新的治疗策略。贝那利珠单抗是针对白细胞介素-5受体(IL-5R)的单克隆抗体,其与表达在嗜酸性粒细胞及其前体上的IL-5R结合后,通过增强抗体介导的细胞毒性作用,引起细胞快速凋亡。大型随机对照3期临床试验中,贝那利珠单抗表现出较好的疗效。为此本研究的问题:贝那利珠单抗能否有效消除嗜酸性粒细胞，进而应用于临床重度哮喘患者呢？

二、方案设计

本范例以重度哮喘患者为研究对象，作为单一治疗手段观测治疗反应的队列研究，事先无明确分组。但在寻找与贝那利珠单抗治疗反应相关的效果时，研究人员常以贝那利珠单抗治疗 48 周后患者的年化哮喘发作率或每日维持口服糖皮质激素（mOCS）使用剂量减低 ≥50% 为标准，将观测对象定义为"有反应者"和"无反应者"，之后进行"有反应者"组与"无反应者"组之间的嗜酸性粒细胞计数值比较。在"有反应者"组中，还特别将哮喘的零恶化和无 mOCS 的患者定义为"超级反应者"，之后将"超级反应者"组与不符合超级反应者标准的"其他反应者"组的嗜酸性粒细胞计数值进行比较。研究方案获得伦理审查批准。

本范例的医学真实世界研究路线图如图 2-1 所示。

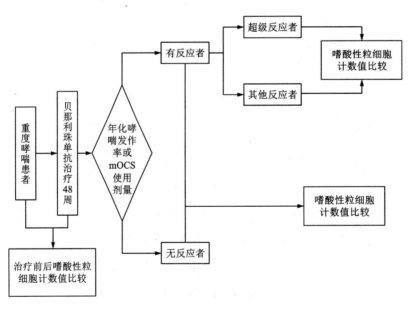

图 2-1 本范例的医学真实世界研究路线图

三、样本含量

研究问题聚焦贝那利珠单抗对重度哮喘患者的疗效,患者临床指标中嗜酸性粒细胞计数值是影响疗效的一个关键指标,因此患者嗜酸性粒细胞计数值是估计样本含量的关键指标。

查阅文献得知:治疗时患者基线嗜酸性粒细胞计数为 0.2×10^9 L^{-1},经过贝那利珠单抗治疗 48 周后患者嗜酸性粒细胞计数为 0.0×10^9 L^{-1}。本研究为研究对象经过贝那利珠单抗治疗 48 周后与基线时各指标相比较的队列研究,主要观察指标都是患者嗜酸性粒细胞计数,属于计量资料,可采用的统计方法有配对样本 t 检验或者配对样本 Wilcoxon 符号秩和检验。由于以配对样本 t 检验计算样本含量的精确度高于配对样本 Wilcoxon 符号秩和检验,故采用配对样本 t 检验计算样本含量。

启动 PASS 16.0 软件,选择 Paired Means Power Analysis 程序,得出结果:本研究需要 24 例样本,这样可保证第一类错误控制在 5% 以内,检验效能超过 90%。具体结果如图 2-2 所示。

Paired Means Power Analysis

Numeric Results for Paired Z-Test
Null Hypothesis: Mean of Paired Differences = 0, Alternative Hypothesis: Mean of Paired Differences ≠ 0
Known standard deviation (Normal distribution z-test).

Power	N	Alpha	Beta	Mean of Paired Differences	S	Effect Size
0.90423	24	0.05000	0.09577	0.2	0.3	0.667

图 2-2 本范例样本含量估算结果

四、数据收集

各组研究对象的嗜酸性粒细胞计数值如表 2-2 所示。

表 2-2　各组研究对象的嗜酸性粒细胞计数值

单位: $10^9 L^{-1}$

编号	治疗前基线值	治疗 48 周后	有反应者	无反应者	超级反应者	其他反应者
1	0.2723	0.0038	0.2629	0.2034	0.2283	0.2454
2	0.3348	0.0098	0.1047	0.0766	0.4582	0.2556
3	0.4148	0.0031	0.1563	0.2237	0.2311	0.1127
4	0.0171	0.0033	0.1044		0.1248	0.2177
5	0.0770	0.0044	0.1234		0.1486	0.1813
6	0.3560	0.0044	0.1745		0.5091	0.1422
7	0.4585	0.0055	0.2084		0.1376	0.1265
8	0.3994	0.0033	0.3823		0.4633	0.0776
9	0.2937	0.0093	0.3055		0.2394	0.0379
10	0.0112	0.0026	0.2391		0.4844	0.0747
11	0.2984	0.0090	0.3634		0.4442	
12	0.3103	0.0006	0.2732			
13	0.0141	0.0049	0.2127			
14	0.1067	0.0081	0.1905			
15	0.3601	0.0036	0.1799			
16	0.0047	0.0040	0.3700			
17	0.4615	0.0035	0.3754			
18	0.1543	0.0005	0.2235			
19	0.3149	0.0038	0.2701			
20	0.0603	0.0055	0.1801			
21	0.2513	0.0093	0.1471			
22	0.0377	0.0019				
23	0.4171	0.0024				
24	0.3249	0.0005				

五、统计分析

(一) 有反应者组与无反应者组嗜酸性粒细胞计数值比较

1. 正态性检验

因本研究无反应者例数为 3 例，若做正态性检验，检验效能偏低，故在此不做正态性检验，两样本数据做非参数秩和检验进行比较。

2. 两独立样本秩和检验

本研究采用两独立样本秩和检验进行分析(SPSS 24.0 操作过程是分析—非参数检验—独立样本)，参数设置中"目标"选择"在各个组之间自动比较分布(U)"，"字段"选择"使用自定义字段分配"，将各组数值作为"检验字段"，将"组别"送入"组"，"设置"选择项目选择"选择检验"中"定制检验"下的"曼-惠特尼 U(2 个样本)(H)"得到检验结果如图 2-3~图 2-5 所示。

假设检验摘要

	原假设	检验	显著性	决策
1	在组别的类别中，嗜酸性粒细胞计数的分布相同	独立样本曼-惠特尼 U 检验	0.401[a]	保留原假设

显示了渐进显著性。显著性水平为0.050。

a. 对于此检验，显示了精确显著性。

图 2-3　有无反应者秩和检验结果(1)

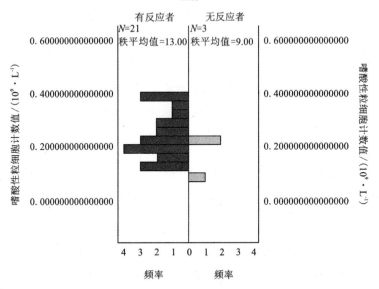

图 2-4 有无反应者秩和检验结果（2）

独立样本曼-惠特尼 U 检验摘要

总计 N	24
曼-惠特尼 U	21.000
威尔科森 W	27.000
检验统计	21.000
标准误差	11.456
标准化检验统计	−0.917
渐进显著性（双侧检验）	0.359
精确显著性（双侧检验）	0.401

图 2-5 有无反应者秩和检验结果（3）

分析结果表明，有反应者组平均秩次是 13.00，无反应者组平均秩次是 9.00；标准化检验统计 $Z=-0.917$，$P=0.401>0.05$。可见，有反应者组与无反应者组的嗜酸性粒细胞计数值差异无统计学意义。

(二)超级反应者组与其他反应者组嗜酸性粒细胞计数值比较

1. 正态性检验

本研究须做超级反应者组与其他反应者组嗜酸性粒细胞计数值比较，首先对两组数据进行正态性检验（SPSS 24.0 操作过程是分析—描述统计—探索），将各组数值作为"因变量列表"，将"组别"送入"因子列表"并定义后，得到结果如图 2-6 所示。

正态性检验

	组别	柯尔莫戈洛夫-斯米诺夫 (V)[a]			夏皮洛-威尔克		
		统计	自由度	显著性	统计	自由度	显著性
嗜酸性粒 细胞计数	超反应者组	0.251	11	0.051	0.836	11	0.028
	其他反应者组	0.126	10	0.200[*]	0.946	10	0.623

*. 这是真显著性的下限。
a. 里利氏显著性修正。

图 2-6 超级反应者组与其他反应者组正态检验结果

由于超反应者组和其他反应者组的样本含量分别为 11 和 10，属于小样本资料，故读取夏皮洛-威尔克结果。超反应者组的检验统计量（操作结果中指"统计"）为 0.836，$P = 0.028 < 0.05$；不服从正态分布，其他反应者组的检验统计量为 0.946，$P = 0.623 > 0.05$，服从正态分布，两组中有一组数据是非正态分布的须选择两独立样本秩和检验进行分析（SPSS 24.0 操作过程同上），假设检验结果如图 2-7 所示。

假设检验摘要

	原假设	检验	显著性	决策
1	在组别的类别中，嗜酸性粒细胞计数的分布相同	独立样本曼-惠特尼U检验	0.016[a]	拒绝原假设

显示了渐进显著性。显著性水平为0.050。
a. 对于此检验，显示了精确显著性。

图 2-7 超级反应者组与其他反应者组秩和检验结果(1)

2.两独立样本秩和检验

本研究采用两独立样本秩和检验进行分析(SPSS 24.0操作过程是分析—非参数检验—独立样本),参数设置中"目标"选择"在各个组之间自动比较分布(U)","字段"选择"使用自定义字段分配",将各组数值作为"检验字段",将组别送入"组","设置"选择项目选择"选择检验"中"定制检验"下的"曼-惠特尼U(2个样本)(H)"得到检验结果如图2-8、图2-9所示。

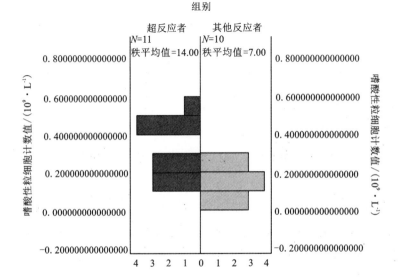

图 2-8 超级反应者组与其他反应者组秩和检验结果(2)

独立样本曼-惠特尼U检验摘要

总计N	21
曼-惠特尼U	21.000
威尔科克森W	76.000
检验统计	21.000
标准误差	14.201
标准化检验统计Z	-2.394
渐进显著性(双侧检验)	0.017
精确显著性(双侧检验)	0.016

图 2-9 超级反应者组与其他反应者组秩和检验结果(3)

分析结果表明，超级反应者组平均秩次是 14.00，其他反应者组平均秩次是 7.00；标准化检验统计 $Z = -2.394$，$P = 0.016$。可见，超级反应者组与其他反应者组的嗜酸性粒细胞计数值差异有统计学意义。

(三)治疗前嗜酸性粒细胞计数值与贝那利珠单抗治疗 48 周后嗜酸性粒细胞计数值比较

1.正态性检验

本研究须做治疗前嗜酸性粒细胞计数值与贝那利珠单抗治疗 48 周后嗜酸性粒细胞计数值比较，首先计算每对样本前后的差值，差值的变量设为 d(SPSS 24.0 操作过程是转换—计算变量)，然后对差值进行正态性检验(SPSS 24.0 操作过程同上)。得到结果如图 2-10 所示。

	正态性检验					
	柯尔莫戈洛夫-斯米诺夫(V)[a]			夏皮洛-威尔克		
	统计	自由度	显著性	统计	自由度	显著性
d	0.167	24	0.084	0.892	24	0.014

a. 里利氏显著性修正。

图 2-10　治疗前后嗜酸性粒细胞计数值正态检验结果

由于本例各组的样本含量为 24，属于小样本资料，故读取夏皮洛-威尔克的结果。d 的检验统计量为 0.892，$P = 0.014 < 0.05$，不服从正态分布，须选择非参数秩和检验进行分析。

2.配对秩和检验

本研究采用配对秩和检验进行分析(SPSS 24.0 操作过程是分析—非参数检验—相关样本)，参数设置中"目标"选择"在各个组之间自动比较分布(U)"，"字段"选择"使用自定义字段分配"，将各组数值作为"检验字段"，"设置"选择项目选择"选择检验"中"定制检验"下的"威尔科克森(Wilcoxon)符号秩和检验(2 个样本)(W)"得到检验结果如图 2-11~2-13 所示。

	原假设	检验	显著性	决策
1	治疗前基线值与治疗48周后之间的差值的中位数等于0	相关样本威尔克森符号秩检验	0.000	拒绝原假设

显示了渐进显著性。显著性水平为0.050。

图 2-11　治疗前后嗜酸性粒细胞计数值秩和检验结果(1)

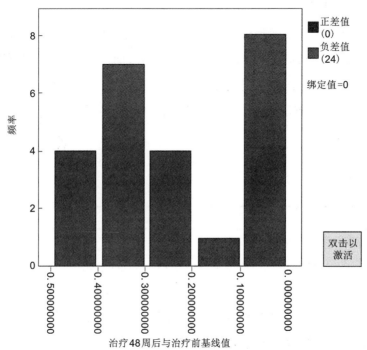

相关样本威尔克森符号秩检验

正差值 (0)　负差值 (24)

绑定值=0

治疗48周后与治疗前基线值

图 2-12　治疗前后嗜酸性粒细胞计数值秩和检验结果(2)

相关样本威尔克森符号秩检验摘要

总计 N	24
检验统计	0.000
标准误差	35.000
标准化检验统计	-4.286
渐进显著性(双侧检验)	0.000

图 2-13　治疗前后嗜酸性粒细胞计数值秩和检验结果(3)

分析结果表明，标准化检验统计 $Z=-4.286$，$P=0.000<0.001$。可见，治疗 48 周后嗜酸性粒细胞计数值与治疗前嗜酸性粒细胞计数值的差异有统计学意义。

六、论文表述

数据分析结果表明：

贝那利珠单抗治疗 48 周后，嗜酸性粒细胞计数值下降，差异有统计学意义（$Z=-4.286$，$P<0.001$），说明贝那利珠单抗可有效消除患者的嗜酸性粒细胞，对重度哮喘的病情控制良好。

"有反应者"组与"无反应者"组嗜酸性粒细胞计数值比较，差异无统计学意义（$Z=0.917$，$P=0.401$），说明有无反应与嗜酸性粒细胞计数值的关系尚不确定。

"超级反应者"组与"其他反应者"组嗜酸性粒细胞计数值比较，两组差异有统计学意义（$Z=2.394$，$P=0.016$），说明贝那利珠单抗有效控制了"超级反应者"组的嗜酸性粒细胞堆积，获得更好的疗效。各组研究对象嗜酸性粒细胞计数值见表2-3。

表 2-3 各组研究对象嗜酸性粒细胞计数值比较

组别	嗜酸性粒细胞计数值/(10^9L^{-1})	Z 值	P 值
治疗前	0.2961[a]（0.0645[b]，0.3591[c]）	-4.286	<0.001
治疗 48 周后	0.0038（0.0028，0.0055）		
有反应者	0.2127（0.1654，0.2893）	0.917	0.401
无反应者	0.2034（0.1400，0.2136）		
超级反应者	0.2394（0.1486，0.4633）	2.394	0.016
其他反应者	0.1343（0.0769，0.2246）		

a，治疗前组嗜酸性粒细胞计数中位数；b，处于该组数据 25% 位置上的嗜酸性粒细胞计数值；c，处于该组数据 75% 位置上的嗜酸性粒细胞计数值。

七、常见错误

本研究可能出现的错误如下。

(一)样本含量问题

样本含量较少，会严重影响假设检验的统计学效能。为此，本范例由于"无反应者"例数相对较少，统计分析出现了"有无反应与嗜酸性粒细胞计数值没有关系"的无法令人信服的结果。

(二)研究结论问题

本研究获得的结论，可以作为研究线索，提供做进一步深化研究的依据：能否通过降低嗜酸性粒细胞计数来有效缓解重度哮喘的发作？这需要通过随机对照临床试验来获得更为可靠的研究结论。

随机对照试验的研究路线图如图 2-14 所示。

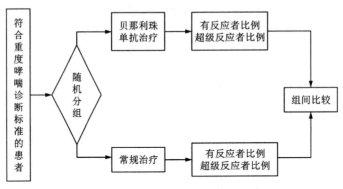

图 2-14　随机对照试验的研究路线图

参考文献

Kavanagh J E, Hearn A P, Dhariwal J, et al. Real-World Effectiveness of Benralizumab in Severe Eosinophilic Asthma[J]. Chest, 2020, undefined：undefined.

（连秀华）

范例三　墨西哥地区不同类型糖尿病患儿的临床及代谢特征研究

本范例体现医学真实世界研究的因素特点如表 3-1 所示。

表 3-1　本范例的因素特点

随机	根据 ADA① 诊断标准分组，而不是随机化方式
对照	各组之间互为对照
干预	未施加任何干预措施
时间	横断面研究

一、问题提出

糖尿病是一组以高血糖为特征的代谢性疾病。依据病因学归类，糖尿病可分为 1 型糖尿病、2 型糖尿病、妊娠期糖尿病等。1 型糖尿病的病理生理特点是胰岛素的绝对缺乏，需要外源性胰岛素替代治疗。美国糖尿病协会在定义 1 型糖尿病时，把它分为两个亚型，1A 型糖尿病（type 1A diabetes，T1ADM）和 1 型特发性糖尿病（type 1B diabetes，T1BDM）。T1ADM 是免疫介导的，通过细胞免疫破坏患儿的 β 细胞，血中可出现 β 细胞的抗体。相比之下，T1BDM 则没有自我免疫的迹象。2 型糖尿病常隐匿性发作，多有 2 型糖尿病家族史，残存胰岛素分泌功能，不存在针对 β 细

21

---

① ADA，美国糖尿病协会。

胞的抗体，治疗上多以口服药物为主。

在传统观念里，1型糖尿病患儿往往都是"苗条"的，而2型糖尿病患儿多伴有身体肥胖，这种体型上的差异有助于我们初步甄别不同类型的糖尿病。而近三十年来，随着肥胖症日益加重，越来越多的临床医生苦恼于糖尿病患儿的诊断和分类。某些1型糖尿病患儿可能同时具备两种糖尿病的临床特点，特别在那些家庭成员中有肥胖症和/或有2型糖尿病病史的肥胖患儿身上，这种表现更加明显，我们把这类患儿归于1.5型糖尿病。

是否所有类型的糖尿病患儿都有超重/肥胖的问题？不同类型的糖尿病患儿身体质量指数有何差异？我们将在本次研究中探究答案。

二、方案设计

本范例以1~17岁的糖尿病患儿为研究对象，主要结局指标是患儿的身体质量指数(body mass index，BMI)。体重在患儿穿轻便衣服且没有穿鞋子的情况下测量。身体质量指数是用体重(kg)除以身高(m)的平方得出的值。研究对象全部签署知情同意书，研究方案获得伦理审核。

本范例的医学真实世界研究路线图如图3-1所示。

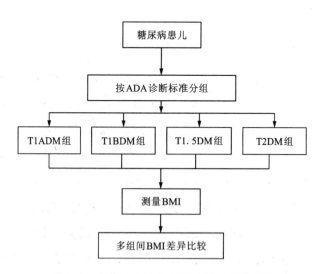

图3-1　本范例的医学真实世界研究路线图

三、样本含量

本研究聚焦不同类型糖尿病患儿的肥胖情况，因此 BMI 是关键指标。查阅文献得知：一般 T1ADM、T1BDM、T1.5DM 和 T2DM 的 BMI 均数（标准差）分别为 17.54(1.49)、17.36(1.78)、24.38(3.69)、25.50(2.48)。本研究为多种类型糖尿病患儿 BMI 比较的临床试验，各组的主要结局指标都是 BMI，属于计量资料，且组间样本含量不同，最主要的统计方法应该采用 ANOVA 检验。

启动 PASS 16.0 软件，选择 Means－ANOVA－Multiple Comparisons 程序，得出结果：本研究需要 1016 例样本，这样可保证第一类错误控制在 5%以内，检验效能超过 90%。具体结果如图 3-2 所示。

```
                                Multiple Comparisons Power Analysis
        Numeric Results for Multiple Comparison Test: Tukey-Kramer (Pairwise)
              Average                            Minimum      Standard
               Size        Total                Detectable    Deviation
Power          (n)    k      N     Alpha    Beta Difference      (S)     Diff / S
0.9500       254.00   4    1016   0.0500  0.0500    0.18        3.69     0.0488
```

图 3-2　本范例样本含量估算结果

四、数据收集

本研究选取研究初期 12 个月内收集的 140 例患儿的资料来演示分析过程。研究对象的身体质量指数数据如表 3-2 所示。

表 3-2　4 组研究对象的身体质量指数

单位：kg/m²

T1ADM 组	T1BDM 组	T1.5DM 组	T2DM 组
20.01	14.86	20.05	22.21
19.76	16.85	28.16	25.97
19.88	17.05	27.91	26.41
16.83	17.60	26.10	27.11

T1ADM 组	T1BDM 组	T1.5DM 组	T2DM 组
16.90	19.24	29.27	25.98
16.99	15.57	21.26	27.49
19.53	15.14	19.90	27.40
15.73	17.92	22.35	28.95
15.70	15.18	25.24	20.85
16.62	18.61	28.30	20.64
16.59	19.95	28.66	26.67
16.57	17.95	21.55	28.18
16.58	18.76	19.03	28.48
16.11	15.58	25.67	25.47
15.38	17.47	28.71	24.73
19.19	14.83	20.57	22.71
19.98	18.14	21.82	24.90
16.40	19.63		26.82
17.88	14.94		27.80
19.00	15.04		24.40
18.95	15.80		22.97
17.42	19.69		24.90
15.96	20.08		27.98
17.36	19.51		22.28
17.16	15.70		26.61
17.66	19.36		22.68
	18.71		26.11
	14.71		23.23
	15.61		28.86
	15.75		27.86
	18.70		21.52
	15.86		28.12
	20.02		

T1ADM 组	T1BDM 组	T1.5DM 组	T2DM 组
	18.14		
	17.92		
	14.78		
	19.84		
	16.03		
	15.11		
	16.26		
	15.94		
	15.96		
	16.22		
	17.78		
	19.31		
	19.54		
	19.05		
	17.08		
	17.46		
	18.99		
	15.40		
	16.66		
	20.02		
	16.02		
	20.10		
	16.59		
	14.89		
	17.46		
	18.30		
	15.31		
	19.37		
	19.73		

墨西哥地区不同类型糖尿病患儿的临床及代谢特征研究

范例三

T1ADM 组	T1BDM 组	T1.5DM 组	T2DM 组
	16.89		
	20.08		
	16.78		

五、统计分析

研究人员根据 ADA 诊断标准将 140 例患儿分成 4 组：T1ADM 组（26例，占 18.57%），T1BDM 组（65 例，占 46.43%），T1.5DM 组（17 例，占12.14%）和 T2DM 组（32 例，占 22.86%）。

（一）正态性检验

本研究须做 4 组患儿 BMI 的正态性检验（SPSS 24.0 操作过程是分析—描述统计—探索），将各组数值作为"因变量列表"，将"组别"送入"因子列表"，并定义后，得到结果如图 3-3 所示。

正态性检验

	分组	柯尔莫戈洛夫-斯米诺夫(V)ª			夏皮洛-威尔克		
		统计	自由度	显著性	统计	自由度	显著性
BMI	T1ADM组	0.148	26	0.145	0.904	26	0.019
	T1BDM组	0.127	65	0.011	0.920	65	0.000
	T1.5DM组	0.183	17	0.135	0.880	17	0.032
	T2DM组	0.136	32	0.139	0.931	32	0.043

a. 里利氏显著性修正。

图 3-3　正态性检验结果

T1BDM 组样本含量为 65，属于大样本资料，故读取柯尔莫戈洛夫-斯米诺夫的结果，检验统计量为 0.127，$P=0.011<0.05$，因此数据不符合正态分布。其余 3 组为小样本资料，故读取夏皮洛-威尔克结果，T1ADM 组检

验统计量为 0.904, $P = 0.019 < 0.05$, T1.5DM 组检验统计量为 0.880, $P = 0.032 < 0.05$, T2DM 组检验统计量 0.931, $P = 0.043 < 0.05$, 均不服从正态分布。

(二)非参数检验

4 组数据不服从正态分布, 故本研究须选择独立样本秩和检验(非参数检验)进行分析(SPSS 24.0 操作过程是分析—非参数检验—独立样本), 参数设置中"目标"选择"在各个组之间自动比较分布(U)", "字段"选择"使用自定义字段分配", 将各组数值作为"检验字段", 将"组别"送入"组", "设置"选择项目选择"选择检验"中"定制检验"下的"克鲁斯卡尔-沃利斯单因素 ANOVA 检验(K 个样本)(W)", 子菜单多重比较(N): 全部成对, 点击"运行"得到结果如图 3-4 所示。

假设检验摘要

原假设	检验	显著性	决策
在分组的类别中, BMI的分布相同	独立样本克鲁斯卡尔—沃利斯检验	0.000	拒绝原假设

显示了渐进显著性。显著性水平为0.050。

图 3-4　秩和检验结果(1)

本范例原假设为"BMI 的分布在组别类别上相同", 进行"独立样本克鲁斯卡尔-沃利斯检验", 得 $P = 0.000$。双击决策者结果中"拒绝原假设", 出现详细分析结果, $Z = 92.331$, $P = 0.000 < 0.05$。因此, 可认为 4 种类型糖尿病患儿 BMI 不同(图 3-5)。

独立样本克鲁斯卡尔-沃利斯检验摘要

总计 N	140
检验统计	92.331[a]
自由度	3
渐进显著性(双侧检验)	0.000

a. 检验统计将针对绑定值进行调整。

图 3-5　秩和检验结果(2)

点击"视图"的下拉选项，选择"成对比较"。可查看两两比较结果（图3-6、图3-7）。

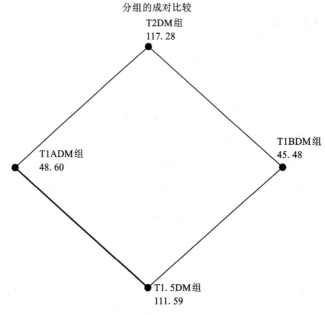

分组的成对比较

每个节点都显示分组的样本平均秩

图3-6　秩和检验结果(3)

多组间的成对比较

组别	检验统计	标准误	标准检验统计	显著性	Adj. 显著性
T1BDM组—T1ADM组	3.112	9.411	0.331	0.741	1.000
T1BDM组—T1.5DM组	−66.104	11.049	−5.983	0.000	0.000
T1BDM组—T2DM组	−71.797	8.759	−8.197	0.000	0.000
T1ADM组—T1.5DM组	−62.992	12.650	−4.979	0.000	0.000
T1ADM组—T2DM组	−68.685	10.709	−6.414	0.000	0.000
T1.5DM组—T2DM组	−5.693	12.172	−0.468	0.640	1.000

图3-7　秩和检验结果(4)

在两两比较的结果中，首先给出了各组的样本平均秩次的图示，从中可以读出 T1ADM 组、T1BDM 组、T1.5DM 组和 T2DM 组样本平均秩分别为 48.60、45.48、111.59 和 117.28。其次给出了各组比较的检验统计量（即 Z 值）、检验统计量的标准误、标准检验统计量（检验统计量/标准误）、显著性（未调整的 P 值）、调整的显著性（调整的 P 值），从中可以读出：1 型糖尿病两种类型组间 BMI 比较无差异（$Z = 0.331$，$P = 1.000 > 0.05$）；T1BDM 组与 T1.5DM 组相比有差异（$Z = -5.983$，$P = 0.000 < 0.05$）；T1BDM 组与 T2DM 组相比有差异（$Z = -8.197$，$P = 0.00 < 0.05$）；T1ADM 组与 T1.5DM 组相比有差异（$Z = -4.979$，$P = 0.000 < 0.05$）；T1ADM 组与 T2DM 组相比差异有统计学意义（$Z = -6.414$，$P = 0.000 < 0.05$）；T1.5DM 组与 T2DM 组相比差异无统计学意义（$Z = -0.468$，$P = 1.000 > 0.05$）。

六、论文表述

本研究显示，4 组糖尿病患儿 BMI 不同（$Z = 92.331$，$P < 0.001$），组间比较发现（表 3-3）：1 型糖尿病两种类型患儿超重/肥胖比率偏低，且两种类型组间 BMI 无差异（$P > 0.05$）；1.5 型糖尿病患儿 BMI 介于 1 型糖尿病、2 型糖尿病之间，明显高于 1 型糖尿病患儿（$P < 0.05$），与 2 型糖尿病患儿相接近（$P > 0.05$）；2 型糖尿病患儿超重/肥胖比率最高，BMI 高于 1 型糖尿病患儿（$P < 0.05$）。

表 3-3　4 组研究对象的身体质量指数比较

分组	BMI/($kg \cdot m^{-2}$)	Z 值	P 值
T1ADM 组	17.07(16.52, 19.04)[1,2]		
T1BDM 组	17.46(15.75, 19.14)[3,4]		
T1.5DM 组	25.24(20.91, 28.23)	92.331	<0.001
T2DM 组	25.24(20.91, 28.23)		

注：1，T1ADM 组与 T1.5DM 组比较，$P < 0.01$；2，T1ADM 组与 T2DM 组比较，$P < 0.01$；3，T1BDM 组与 T1.5DM 组比较，$P < 0.01$；4，T1BDM 组与 T2DM 组比较，$P < 0.01$。

七、常见错误

避免研究结论错误的两个因素如下。

(一)时间因素

本次研究属于现况调查，亦即横断面研究，仅截取了某一时间段糖尿病患儿的 BMI 水平，难以确定疾病病情与 BMI 先因后果的时相关系；又因糖尿病患儿早期、中期、晚期 BMI 水平不同，且差异较大，故各组研究对象可能处于临床不同阶段而导致 BMI 出现偏差。

(二)样本含量因素

研究时限内 T1.5DM 组样本含量明显少于其他各组，其在更大人群中的有效性和可靠性有待进一步研究。

随机对照试验的研究路线图如图 3-8 所示。

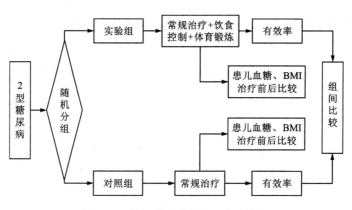

图 3-8　随机对照试验的研究路线图

参考文献

Evia-Viscarra María Lola, Guardado-Mendoza Rodolfo, Rodea-Montero Edel Rafael. Clinical and Metabolic Characteristics among Mexican Children with Different Types of Diabetes Mellitus [J]. Plos One, 2016, 11(12): e168377.

（许珈齐）

墨西哥地区不同类型糖尿病患儿的临床及代谢特征研究

范例三

范例四　女护士饮食行为与心脏代谢风险指标的关联性研究

本范例体现医学真实世界研究的因素特点如表 4-1 所示。

表 4-1　本范例的因素特点

随机	研究对象选择非随机化
对照	未设立对照组
干预	未施加任何干预措施
时间	横断面研究

一、问题提出

女护士作为医疗保健专业人员群体中基数最大的人群,在保障人民健康的同时也面对着自身的健康问题。有研究表明,护龄(即从事护理工作的年限)、职称、月收入、聘用形式、体育锻炼、做家务的时间、饮食状况、压力状况及工作情况等均对女护士的健康产生影响。本项目通过探讨女护士饮食行为与心脏代谢风险指标之间的关系,以揭示调整饮食结构和饮食规律可能是降低女护士心血管疾病的有效预防路径。

二、方案设计

本研究采用横断面调查研究方式,记录某医院女护士每天的热量摄入总量，连续 3 天记录其饮食日志，并将之转换成日能量摄入变异率(%)；利用日能量摄入变异率来说明每日热量摄入量的波动性，日能量摄入变异率越大，则提示饮食结构或规律性越差。同时收集女护士的身高、体重、腰围资料，其中利用身高体重信息计算 BMI；BMI 和腰围数值越大，影响心脏代谢的概率也越大。研究对象全部签署知情同意书，同时研究方案获得伦理审查批准。

本范例的医学真实世界研究路线图如图 4-1 所示。

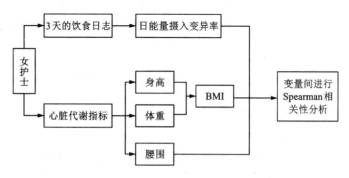

图 4-1　本范例的医学真实世界研究路线图

三、样本含量

本研究的结局指标均为可观测量资料，且结局指标之间采用直线相关分析，故样本估算采用 Correlation 的估算公式。一般情形下，相关系数 $|r| \geqslant 0.8$ 时，可视为两个变量之间高度相关；$0.5 \leqslant |r| < 0.8$ 时，可视为中度相关；$0.3 \leqslant |r| < 0.5$ 时，可视为低度相关；$|r| < 0.3$ 时，说明两个变量之间的相关程度极弱，可视为不相关。

启动 PASS 16.0 软件，选择 Correlation Test(Inequality)程序，R0＝0，R1＝0.5。表明相关系数至少要达到 0.5，直线相关的密切程度才有统计学意义。得出结果：本研究需要 37 例样本，这样可以保证第一类错误控制在 5%以内，检验效能接近 90%。本范例的样本含量估算结果如图 4-2 所示。

Numeric Results when Ha: R0<>R1

Power	N	Alpha	Beta	R0	R1
0.90114	37	0.05000	0.09886	0.00000	0.50000

图 4-2　本范例的样本含量估算结果

四、数据收集

在研究过程中，37 例女护士完成了连续 3 天的详细的饮食日志记录，根据 3 天每日摄入热量的统计，计算每日摄入热量的平均数及标准差，日能量摄入变异率为每日摄入热量的标准差与均数比值的百分数。将预定的观察指标结果整理如下，便于读者利用这些数据借助统计软件进行计算、练习。具体结果如表 4-2 所示。

表 4-2　37 例女护士腰围、BMI、日能量摄入变异率

编号	日能量摄入变异率/%	腰围/cm	BMI/(kg·m⁻²)
1	27.0	96.9	33.3
2	27.0	96.9	33.1
3	26.9	96.8	32.5
4	26.9	96.6	31.8
5	26.9	96.6	31.8
6	26.6	96.4	31.7
7	26.5	96.3	31.4
8	26.0	96.1	31.7
9	25.0	90.5	31.2
10	26.2	92.8	31.0
11	24.0	91.6	30.9
12	24.0	91.2	30.4
13	23.3	90.4	30.4

编号	日能量摄入变异率/%	腰围/cm	BMI/(kg·m⁻²)
14	23.0	90.1	30.1
15	22.7	89.8	30.1
16	22.2	89.6	30.1
17	21.8	89.2	25.6
18	21.7	89.2	25.3
19	21.7	88.8	25.1
20	11.5	88.7	25.1
21	11.4	88.6	24.1
22	11.1	87.9	25.8
23	11.0	78.9	25.1
24	10.0	78.7	25.1
25	9.9	78.0	23.0
26	9.8	77.4	22.9
27	9.8	77.3	22.8
28	9.5	72.0	22.8
29	9.1	74.8	22.8
30	10.8	74.2	22.6
31	8.8	71.1	22.6
32	8.7	71.1	22.6
33	7.8	71.9	22.4
34	7.8	71.7	22.4
35	7.8	71.8	22.3
36	7.7	71.5	22.1
37	7.7	71.4	21.1

五、统计分析

(一)基本相关性描述

对 37 名护士的 BMI、腰围与日能量摄入变异率(CV)进行直线相关趋势分析。SPSS 24.0 操作过程是图形—散点图—简单散点图—定义,X 轴表示"BMI""腰围",Y 轴表示"CV",结果如图4-3、图4-4所示。

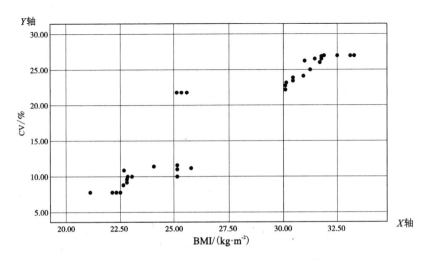

图4-3　37名护士的 BMI 与 CV 的直线相关性分析

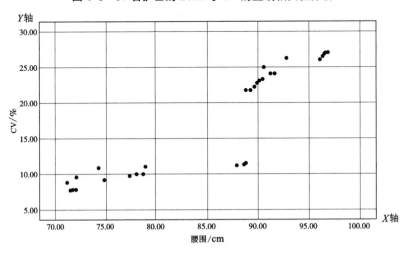

图4-4　37名护士的腰围与 CV 的直线相关性分析

从图 4-3、图 4-4 可知，腰围、BMI 与日能量摄入变异率之间的观测值分布具有直线相关性，可进一步分析 3 个变量之间的相关关系。

(二) 正态性检验

本研究须对 CV、腰围、BMI 3 组变量进行正态性检验 (SPSS 24.0 操作过程是分析—描述统计—探索)，将 3 组变量送入"因变量列表"，在"图"中勾选"含检验的正态图"。结果如图 4-5 所示。

正态性检验

	柯尔莫戈洛夫-斯米诺夫[a]			夏皮洛-威尔克		
	统计	自由度	显著性	统计	自由度	显著性
CV	0.254	37	0.000	0.800	37	0.000
腰围	0.215	37	0.000	0.857	37	0.000
BMI	0.211	37	0.000	0.853	37	0.000

a. 里利氏显著性修正。

图 4-5 CV、腰围、BMI 正态性检验结果

从上述结果可知，本研究 3 组变量样本含量为 37，属于小样本资料，读取夏皮洛-威尔克的结果，CV 检验统计量为 0.800，$P = 0.000 < 0.05$，腰围检验统计量 0.857，$P = 0.000 < 0.05$，BMI 检验统计量为 0.853，$P = 0.000 < 0.05$，故 CV、腰围、BMI 均不服从正态分布。

(三) 相关分析

3 组变量数据 CV、腰围、BMI 均不服从正态分布，不宜用参数统计法做相关分析，可用等级相关分析。SPSS 24.0 操作过程是分析—双变量。将"BMI、腰围、CV"送入"变量"，"相关系数"选择"斯皮尔曼 (S)"，"显著性检验"选择"双尾"。获得结果如图 4-6 所示。

斯皮尔曼 Rho			CV	腰围	BMI
斯皮尔曼 Rho	CV	相关系数	1.000	0.986**	0.987**
		Sig.（双尾）	0.000	0.000	0.000
		N	37	37	37
	腰围	相关系数	0.986**	1.000	0.982**
		Sig.（双尾）	0.000	0.000	0.000
		N	37	37	37
	BMI	相关系数	0.987**	0.982**	1.000
		Sig.（双尾）	0.000	0.000	0.000
		N	37	37	37

**. 相关系数的 $P < 0.05$，有统计学意义。

图 4-6　CV、腰围、BMI 相关性分析

从以上结果可知，日能量摄入变异率与 BMI 之间存在相关性（$r = 0.986$，$P < 0.001$），日能量摄入变异率与腰围之间也存在相关性（$r = 0.987$，$P < 0.001$）。

六、论文表述

从数据分析结果可知，通过对某医院 37 例女护士的横断面研究，日能量摄入变异率与 BMI、腰围之间的相关性确实存在，相关系数分别为 0.986、0.987（P 均 < 0.001）；说明在女护士的群体中，日能量摄入变异率越高，BMI、腰围则越大。日能量摄入变异率高，说明每日热量摄入量波动大，提示饮食结构或规律性差，即饮食摄入能量的不规律会导致更大的 BMI 和腰围。多项研究表明，肥胖是心脏代谢的重要影响因素，BMI 和腰围作为肥胖的传统评价指标，故也可作为心脏代谢指标，BMI 越高、腰围越大，对心脏代谢功能的影响越大。可见饮食摄入能量的不规律对女护士的心脏代谢起到了负面的作用。

七、常见错误

本研究可能出现的错误和继续深化研究的问题如下。

(一)记忆偏差问题

既往研究中经常用1周或半个月饮食内容回忆方式记录热量摄入情况,因为时间因素的影响可能导致记忆偏差,从而影响最终结果的准确性。本研究中用日能量摄入变异率以点代线,计算每日摄入热量的平均数及标准差,避免了每日摄入热量差异过大导致的结果误差的问题。在类似的研究中可借鉴该方法。

(二)分组因素的深化

我们可以将女护士分为两组,一组为轮班组(值班及夜班),另一组为非轮班组,并且运用协方差分析比较两组人群的各项指标的差异性,从而探讨轮班和非轮班在饮食行为方面对心脏代谢影响中的第三方影响。

(三)统计方法的深化

临床的结局指标的影响因素众多,一个或两个指标的变化并不能真实反映出对特定临床结局的作用,从而可能导致相关系数密切程度的显现不足。因此,应采用多元线性回归分析法,探讨多个指标对一个结局指标的影响;或者采用典型相关分析法,探讨多个指标对多个结局指标的影响。

随机对照试验的研究路线图如图4-7所示。

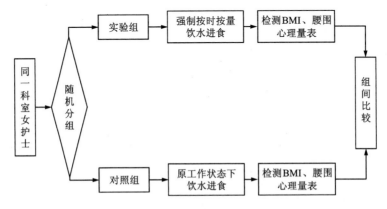

图4-7 随机对照试验的研究路线图

参考文献

Terada T, Mistura, Matheus, et al. Dietary behaviour is associated with cardiometabolic and psychological risk indicators in female hospital nurses－a post－hoc, cross－sectional study[J]. Nutrients, 2019, 11(9): 2054.

（居睿）

范例五　老年人肌肉、脂肪含量与认知衰退的相关性研究

本范例体现医学真实世界研究的因素特点如表5-1所示。

表5-1　本范例的因素特点

随机	研究对象选择非随机化方式
对照	未设立对照组
干预	未施加任何干预措施
时间	横断面研究

一、问题提出

老年人常说，年纪大了，脑袋不好使了。衰老在一定程度上影响了老年人的认知能力。同时，衰老过程中，老年人的机体会发生一系列变化，比如新陈代谢减慢，脂肪囤积越来越明显……这些生理变化与认知能力下降有着千丝万缕的关联。

在心理学研究中，人的智力分为两种：流体智力和晶体智力。流体智力是一种以生理为基础的认知能力，如知觉、记忆、运算速度、推理能力等，它会随年龄的老化而减退；晶体智力主要指学会的技能、语言文字能力、判断力、联想力等，它并不随年龄的老化而减退。

因此有研究者提出，肌肉和脂肪的含量变化是否与流体智力的变化存

在关联？

二、方案设计

本研究拟采用横断面调查的方法，以 50 岁及以上的中老年人为调查对象，通过专业量表测量流体智力（fluid intelligence，FI），利用专用仪器测量肌肉量（lean muscle mass，LMM）、内脏脂肪量（visceral adipose mass，VAM）和非内脏脂肪量（non-visceral adipose mass，NVAM）。所有调查对象参加调查时，认知正常，无脑外伤及阿尔茨海默病等老年脑退化疾病。

本范例的医学真实世界研究路线图如图 5-1 所示。

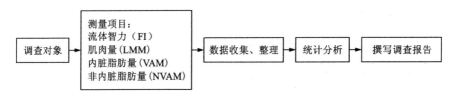

图 5-1　本范例的医学真实世界研究路线图

三、样本含量

研究问题聚焦研究对象的流体智力（FI）与肌肉量（LMM）、内脏脂肪量（VAM）和非内脏脂肪量（NVAM）之间的关系。由于几个变量均属于计量资料，因此我们采用多元线性回归的方法进行统计。

R^2 为回归方程的决定系数，其意义是回归方程的总变异有多少比例可以由这些变量决定。在多元回归方程中，每个变量都是逐步引入的，因此我们将它预估为 0.5（因为 $R > 0.7$ 认为具有高度相关，故设定 $R^2 = 0.5$）。此外，进入方程的自变量数为 3 个。

启动 PASS 16.0 软件，选择 Regression-Multiple Regression 程序，得出结果（图 5-2）：本研究需要 19 例样本，这样可保证第一类错误控制在 5% 以内，检验效能超过 90%。

医学真实世界研究范例

```
                                         Multiple Regression Power Analysis
         Numeric Results
                                              Ind. Variables   Ind. Variables
                                                 Tested          Controlled
         Power        N     Alpha      Beta  Cnt     R2    Cnt       R2
         0.90802     19   0.05000   0.09198   3     0.50    0       0.00
```

图 5-2　本范例样本含量估算结果

四、数据收集

研究对象各项指标测量结果如表 5-2 所示。

表 5-2　研究对象各项指标测量结果

编号	流体智力	肌肉量	内脏脂肪量	非内脏脂肪量
1	6.70	39.70	0.96	27.10
2	7.10	56.00	1.25	21.10
3	7.00	48.00	1.00	22.30
4	6.50	36.00	1.30	28.10
5	7.20	57.00	1.10	21.40
6	6.70	38.70	1.35	26.70
7	6.40	34.00	1.60	28.10
8	6.70	39.70	1.06	26.10
9	7.20	53.00	1.12	20.20
10	7.01	48.00	1.10	22.30
11	6.50	36.00	1.30	29.10
12	6.51	34.10	1.60	28.10
13	7.50	59.00	0.60	21.00
14	6.70	38.70	0.81	26.70
15	6.30	34.00	1.50	29.10
16	6.66	39.70	1.25	28.10
17	6.50	36.00	1.30	29.10

续表5-2

编号	流体智力	肌肉量	内脏脂肪量	非内脏脂肪量
18	7.20	56.00	0.90	21.00
19	6.40	38.70	1.60	29.00
20	7.50	61.00	0.80	20.00

五、统计分析

SPSS 24.0操作过程：录入原始数据，接着在"分析—回归—线性"中，将"FI"送入"因变量"，将"LMM""VAM""NVAM"送入"块（B）"，在"统计"中勾选"模型拟合"并运行后，得到结果如图5-3~5-6所示。

输入/除去的变量^a

模型	输入的变量	除去的变量	方法
1	NVAM，VAM，LMM^b		

a. 因变量：FI。
b. 已输入所请求的所有变量。

图5-3 线性回归结果（1）

上述操作显示模型引入了"LMM""VAM""NVAM"3个变量，没有变量被剔除。

模型摘要^b

模型	R	R方	调整后R方	标准估算的误差	德宾-沃森
1	0.9687^a	0.975	0.970	0.06386	1.621

a. 预测变量：（常量），NVAM，VAM，LMM。
b. 因变量：FI。

图5-4 线性回归结果（2）

该模型的决定系数R^2（即R方）为0.975，拟合度较高。德宾-沃森统计量≈2时说明残差独立。

模型		平方和	自由度	均方	F	显著性
1	回归	2.549	3	0.850	208.331	0.000ᵇ
	残差	0.065	16	0.004		
	总计	2.614	19			

a. 因变量：FI。
b. 预测变量：（常量），NVAM，VAM，LMM。

图 5-5　线性回归结果（3）

该回归模型方差分析的结果，$F=208.331$，$P<0.05$，说明 FI 与 3 个变量之间具有线性关系。

系数a

模型		未标准化系数		标准化系数			共线性统计	
		B	标准误差	Beta	t	显著性	容差	VIF
1	（常量）	7.069	0.605		11.680	0.000		
	LMM	0.020	0.005	0.524	3.729	0.002	0.079	12.658
	VAM	-0.281	0.071	-0.214	-3.972	0.001	0.536	1.867
	NVAM	-0.033	0.014	-0.313	-2.279	0.037	0.083	12.116

a. 因变量：FI。

图 5-6　线性回归结果（4）

该图为多元线性回归的系数列表。图中显示了模型的偏回归系数 β[①]、常量、回归系数检验的 t 统计量和相应的概率 P 值。

故回归方程为：FI＝0.02 LMM－0.281 VAM－0.033 NVAM＋7.069。3 个偏回归系数的概率 P 值分别为 0.002、0.001、0.037，均小于显著性水平 0.05，3 个自变量对因变量的作用均有统计学意义。

六、论文表述

本研究对因变量流体智力（FI）与自变量肌肉量（LMM）、内脏脂肪量

---

① SPSS 24.0 中，使用 B、Beta，含义同 β。

（VAM）和非内脏脂肪量（NVAM）之间的关系进行多元线性回归分析。结果显示，3 个自变量均纳入回归模型，FI 与 3 个变量之间确实具有线性关系（$F=208.331$，$P<0.001$）；模型的决定系数 R^2 为 0.975，即 3 个自变量对结果的解释度较高，达到 97.5%；回归方程为：FI = 0.02LMM − 0.281VAM−0.033NVAM+7.069。3 个偏回归系数的 P 值分别为 0.002、0.001、0.037，均小于 0.05，说明肌肉量（LMM）、内脏脂肪量（VAM）和非内脏脂肪量（NVAM）3 个自变量对于流体智力（FI）这个因变量的改变均有统计学意义。

鉴于流体智力（FI）与肌肉量（LMM）成正相关关系，与内脏脂肪量（VAM）和非内脏脂肪量（NVAM）成负相关关系，表明肌肉量下降、脂肪量的上升会显著影响流体智力，引起认知衰退。

七、常见错误

本研究可能出现的错误如下。

单纯利用 3 个自变量来说明流体智力衰退的机制是比较肤浅的，实际上，还需要考虑年龄、性别、受教育程度、经济状况和生活习惯等因素的影响。因此，将这些因素作为协变量或分组变量考虑，是提高调查质量并提高分析可信度进而降低错误的有效手段。

本研究涉及的变量均属于计量资料，因此采用多元线性回归分析来分析关联性问题。如果将因变量流体智力转换成"正常""轻度""重度"的分类资料，则应该采用 Logistic 回归分析。若自变量中存在种族、受教育程度等多分类的指标，则在采用多元线性回归分析时，需要将这些变量设置为哑变量。

随机对照试验的研究路线图如图 5-7 所示。

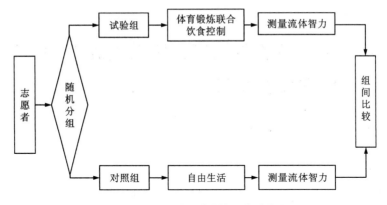

图 5-7　随机对照试验的研究路线图

参考文献

Brandon S K, Colleen P, Scott L, et al. Aging-related changes in fluid intelligence, muscle and adipose mass, and sex-specific immunologic mediation: A longitudinal UK Biobank study[J]. Brain, Behavior, and Immunity, 2019, 82: 396-405.

（许茜）

老年人肌肉、脂肪含量与认知衰退的相关性研究 范例五

范例六 视网膜静脉阻塞与阻塞性睡眠呼吸暂停的关联性研究

本范例体现医学真实世界研究的因素特点如表6-1所示。

表6-1 本范例的因素特点

随机	研究对象选择非随机化，根据阻塞性睡眠呼吸暂停检查结果分组
对照	两组互为对照
干预	未施加任何干预措施
时间	前瞻性研究

一、问题提出

视网膜静脉阻塞(retinal vein occlusion，RVO)是临床常见的视网膜血管疾病，50岁以上的人患病率比较高，是导致患者丧失视力的主要原因之一。RVO发生的影响因素是多方面的，包括高血压、糖尿病、血脂异常、生活不规律等。近年来发现，除了以上的影响因素之外，阻塞性睡眠呼吸暂停(obstructive sleep apnea，OSA)也可能是RVO的危险因素。然而，还没有研究证实RVO与OSA之间的关联性。因此，本研究将通过OSA筛查来评估OSA对RVO发生的影响。

二、方案设计

2016年1月至9月参与研究的自愿者接受OSA筛查。筛查采用便携式the RU sleeping睡眠检测仪（飞利浦-伟康，默里斯维尔，宾夕法尼亚州，美国）；并由一名睡眠呼吸暂停专科医生进行分析。根据OSA检查结果，将患者分为两组：OSA阳性组（OSA+）和OSA阴性组（OSA-）。然后在接下来的1年时间里，观察患者病情变化，尤其是观察是否有RVO发生。

本范例的医学真实世界研究路线图如图6-1所示。

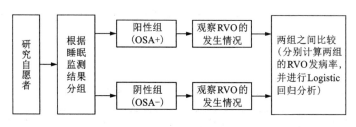

图6-1 本范例的医学真实世界研究路线图

三、样本含量

本研究探讨的是OSA对RVO发生的影响，开展了前瞻性研究，结局指标为二分类计数资料，因素之间的关系宜进行Logistic回归分析。样本含量估算应采用Logistic回归的估算公式，设置$P0$（不受该因素影响时的发病率）为0.3，$P1$（受该因素影响时的发病率）为0.5。因本研究暂不考虑其他影响因子，故设置R^2为0。

启动PASS 16.0软件，选择Regression-Logistic Regression程序，得到结果：本研究需要69例样本，这样可保证第一类错误控制在5%以内，检验效能接近90%（图6-2）。

Logistic Regression Power Analysis

Numeric Results

Power	N	P0	P1	Odds Ratio	R Squared	Alpha	Beta
0.89966	256	0.300	0.400	1.556	0.000	0.05000	0.10034
0.89841	119	0.300	0.450	1.909	0.000	0.05000	0.10159
0.89712	69	0.300	0.500	2.333	0.000	0.05000	0.10288
0.89645	45	0.300	0.550	2.852	0.000	0.05000	0.10355
0.89185	31	0.300	0.600	3.500	0.000	0.05000	0.10815

图 6-2　本范例样本含量估算结果

四、数据收集

本研究将预定观察时间内的观察结果整理。为了便于读者利用这些数据借助统计软件进行计算练习，我们随机截取其中 40 例登记结果作为示范，如表 6-2 所示。

表 6-2　RVO 与 OSA 的观察结果

编号	OSA 检查结果	RVO 发生情况	编号	OSA 检查结果	RVO 发生情况
1	+	+	21	−	+
2	+	+	22	−	+
3	+	+	23	−	+
4	+	+	24	−	+
5	+	+	25	−	+
6	+	+	26	−	+
7	+	+	27	−	−
8	+	+	28	−	−
9	+	+	29	−	−
10	+	+	30	−	−
11	+	+	31	−	−
12	+	−	32	−	−
13	+	−	33	−	−
14	+	−	34	−	−
15	+	−	35	−	−

医学真实世界研究范例

50

编号	OSA 检查结果	RVO 发生情况	编号	OSA 检查结果	RVO 发生情况
16	+	−	36	−	−
17	+	−	37	−	−
18	+	−	38	−	−
19	+	−	39	−	−
20	+	−	40	−	−

五、统计分析

(一)基本情况描述统计

本研究对研究对象 OSA 检查结果的 RVO 发生情况进行统计描述,并比较二者之间的差异。SPSS 24.0 操作过程是分析—描述统计—交叉表,将"OSA 检查结果"送入行变量框中,"RVO 发生情况"送入列变量框中;在"统计"中勾选"卡方",在"单元格"中勾选"期望"和"行百分比"。结果如图 6-3、图 6-4 所示。

OSA检查结果与RVO发生情况交叉表

			RVO发生情况		
			−	+	总计
OSA检查结果	−	计数	14	6	20
		期望计数	10.5	9.5	20.0
		占OSA检查结果的百分比	70.0%	30.0%	100.0%
	+	计数	7	13	20
		期望计数	10.5	9.5	20.0
		占OSA检查结果的百分比	35.0%	65.0%	100.0%
总计		计数	21	19	40
		期望计数	21.0	19.0	40.0
		占OSA检查结果的百分比	52.5%	47.5%	100.0%

图 6-3 卡方检验结果(1)

卡方检验

	值	自由度	渐进显著性（双侧）	精确显著性（双侧）	精确显著性（单侧）
皮尔逊卡方	4.912[a]	1	0.027		
连续性修正[b]	3.609	1	0.057		
似然比(L)	5.019	1	0.025		
费希尔精确检验				0.056	0.028
线性关联	4.789	1	0.029		
有效个案数	40				

a. 0个单元格（0.0%）的期望计数小于5。最小期望计数为9.50。
b. 仅针对2x2表进行计算。

图6-4 卡方检验结果（2）

从以上结果可知，OSA 检查结果为阴性者 RVO 发病率为 30%，而 OSA 检查结果为阳性者 RVO 发病率为 65%；卡方检验的结果是卡方值为 4.912，$P = 0.027 < 0.05$。可见不同 OSA 检查结果者其 RVO 发病率不同，差异有统计学意义。

（二）RVO 发病率影响因素分析

既然不同 OSA 检查结果者其 RVO 发病率不同，那么我们应进一步分析，不同 OSA 检查结果是否是 RVO 发生的影响因素。RVO 发生与否为二分类资料，故采用二分类 Logistic 回归分析。SPSS 24.0 操作过程是分析—回归—二分类 Logistic；将"RVO 发生情况"送入"因变量"框中，"OSA 检查结果"送入"协变量"框中；选项中勾选"Exp 的置信区间：95%"，得出结果如图6-5、图6-6所示。

模型系数的Omnibus检验

		卡方	自由度	显著性
步骤1	步骤	5.019	1	0.025
	块	5.019	1	0.025
	模型	5.019	1	0.025

图6-5 二分类 Logistic 回归分析结果（1）

方程中的变量

		B	标准误差	瓦尔德	自由度	显著性	Exp(B)	Exp(B) 的95%置信区间	
								下限	上限
步骤1[a]	OSA检查结果	1.466	0.677	4.696	1	0.030	4.333	1.150	16.323
	常量	-.847	0.488	3.015	1	0.082	0.429		

a. 在步骤1中输入的变量：OSA检查结果。

图 6-6　二分类 Logistic 回归分析结果(2)

从结果中可知,该回归模型卡方值为 5.019, $P=0.025<0.05$, 模型成立。模型中的变量"OSA 检查结果"B 值为 1.466, $P=0.030<0.05$, 变量在方程中有统计学意义；其 OR $=4.333$, 95%置信区间为 1.150~16.323, 可见该变量为 RVO 发生的危险因素。

六、论文表述

本研究显示, OSA 检查结果为阴性者 RVO 发病率为 30%, OSA 检查结果为阳性者 RVO 发病率为 65%；不同 OSA 检查结果者其 RVO 发病率不同, 差异有统计学意义($X^2=4.912$, $P=0.027<0.05$)。进一步的回归分析发现, OSA 是 RVO 发生的危险因素($P=0.030<0.05$), OR $=4.333$ (1.150~16.323), 即 OSA 阳性者 RVO 发生的可能性是 OSA 阴性者的 4.333 倍(表6-3)。

表 6-3　OSA 检查结果与 RVO 发生情况分析

OSA 检查结果	例数/例	RVO 发生数	OR	95%CI	P
阴性	20	6			
阳性	20	13	4.333	1.150~16.323	0.030

七、常见错误

本研究可能出现的错误如下。

(一) 影响因素的分析应排除混杂偏倚

本研究仅列举了 OSA 对 RVO 发生的影响,但临床实际中往往存在多种因素相互影响,这种情况在研究中称为混杂偏倚。一旦存在混杂偏倚,单因素分析得到的是不够真实的结果,应采用多因素回归分析方法以控制混杂偏倚。

假设本研究引入另一个变量:年龄。此时分析结果有可能出现两种令人疑惑的结果:一是在单因素分析时年龄有统计学意义,多因素时无统计学意义。说明年龄似乎是影响因素,但却是其他混杂因素干扰导致的,如果将这些混杂因素一并放入回归分析,混杂因素被控制了,年龄的作用就恢复本来的面目——对结局没有影响;二是相反的,年龄在单因素时没有统计学意义,但在多因素分析时却有统计学意义。说明年龄貌似不是影响因素,但实际却是受其他混杂因素干扰导致的。同样,将这些混杂因素一并放入回归分析,混杂因素被控制了,年龄的作用就恢复本来的面目——对结局有影响。因此对于影响因素的分析,多因素分析的结果有可能不同于单因素分析的结果。Logistic 回归分析时,多因素分析结果更加真实、可靠。

(二) 前瞻性研究和回顾性研究使用错误

前瞻性研究是事先选定好研究对象,预定好研究方式,然后做研究追踪,最后在原订计划的时间内评估,把符合原来设计方法的所有患者都列入统计,呈现出全部观察结果。前瞻性研究可以明确因在前、果在后,因此是流行病学研究中分析疾病影响因素的主要研究方法。

回顾性研究是以现在的结果为分组依据,然后回溯既往史,以期发现可能的病因。回顾临床病例资料,总结规律发表论文,是一种常用的临床研究方法。但回顾性研究的主要问题是临床资料搜集时没有考虑科研需要,数据的完整性和同质性没有保证;现在调查过去的既成事实,这时暴露与疾病或死亡均已成事实;过去发生的情况并不一定就是导致疾病或死亡的原因，不能确认何者为因、何者为果。

　　定义虽然很清楚，但实际应用时往往还是出错。比如，有研究者根据患者住院的诊断，将其分别纳入有某种疾病和没有该疾病的患者；然后向这些患者调查询问有关问题，或者收集这些住院患者住院时的情况，然后对这些情况进行分析，探讨这些因素对疾病发生的影响。这样的研究实质上只是回顾性研究。因为是在疾病发生之后，再回头去查找可能的影响因素。虽然收集患者跨越了一段时间，但是对每个患者的调查都只是在住院这段时期。调查获得的因素与疾病的关系只是伴随关系，并不能确定何者为因、何者为果。因此，这类研究不可当作前瞻性研究，获得的结果也只能说明因素与疾病之间存在关联性，并不能确认是因果关系。

　　随机对照试验的研究路线图如图 6-7 所示。

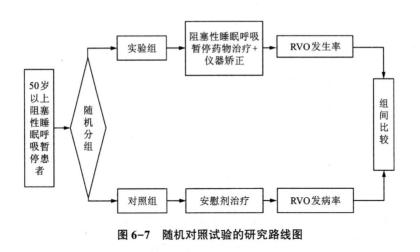

图 6-7　随机对照试验的研究路线图

参考文献

Agard E, Chehab H E, Vie A L, et al. Retinal vein occlusion and obstructive sleep apnea: a series of 114 patients[J]. Acta Ophthalmologica, 2018, e919-925.

（蔡晶）

范例七　大学生罹患心血管疾病的高危因素研究

本范例体现医学真实世界研究的因素特点如表 7-1 所示。

表 7-1　本范例的因素特点

随机	研究对象选择非随机化
对照	未设立对照组
干预	未施加任何干预措施
时间	横断面研究

一、问题提出

心血管疾病是中老年人常见的慢性病之一。随着社会经济水平的发展，心血管疾病也逐渐成为年轻人的健康问题。大学生是年轻人群中一个重要的代表性群体，有必要对其罹患心血管疾病的危险因素进行识别。一般而言，文化程度高的人群的心血管危险因素通过干预能够得到较好的控制。根据心血管危险因素的聚集特征制定预防策略，也是减少年轻人群罹患心血管疾病的有效方法之一。

因此，本研究将调查大学生人群的心血管疾病危险因素，并进行聚类分析；通过识别罹患心血管疾病的高危人群，将有助于卫生专业人员制定有针对性的干预策略。

二、方案设计

本研究为横断面研究，以一所大学的学生群体为研究对象。作为观察性研究，本项目没有任何干预措施，仅仅是进行"心血管疾病危险因素"问卷调查。

调查内容包括以下问题：低密度脂蛋白水平、空腹血糖水平、身体质量指数、是否有高血压、吸烟量；低密度脂蛋白和空腹血糖均为清晨空腹生化检查的结果；身体质量指数是用体重(kg)除以身高(m)的平方得出的值；高血压定义为收缩压≥140 mmHg[①] 和(或)舒张压≥90 mmHg，回答否或是，分别赋值为 0 或 1；吸烟量记录最近一段时间每周的平均吸烟支数。

本范例的医学真实世界研究路线如图 7-1 所示。

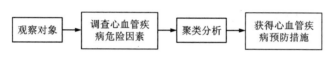

图 7-1　本范例的医学真实世界研究路线图

三、样本含量

本研究主要是关注研究对象低密度脂蛋白水平、空腹血糖水平、身体质量指数、是否有高血压、吸烟量等对心血管慢性病发病率有影响的特征变量。本研究拟根据不同特征对人群进行分类，因此采用聚类分析。

本研究使用 PASS 16.0 软件进行样本含量估算。我们一般设定检验水准 α 为 0.05，检验效能 $1-\beta$ 为 0.90。

启动 PASS 16.0 软件，选择 Multiple Regression 程序，得出结果（图 7-2）：本研究需要 319 例样本，这样可保证第一类错误控制在 5%以内，检验效能超过 90%。

---

① 　1 mmHg≈133.32 Pa.

Multiple Regression Power Analysis

Numeric Results

| | | | | Ind. Variables Tested | | Ind. Variables Controlled | |
Power	N	Alpha	Beta	Cnt	R2	Cnt	R2
0.90052	319	0.05000	0.09948	5	0.05	0	0.00

图 7-2　本范例样本含量估算结果

四、数据收集

经过问卷调查，共获得 319 例在校学生的数据，内容包括低密度脂蛋白水平、空腹血糖水平、身体质量指数、是否有高血压、吸烟量等。为了便于读者利用这些数据借助统计软件进行计算练习，本研究选择 30 例学生数据作为示范，如表 7-2 所示。

表 7-2　30 例大学生健康影响因素的调查数据

编号	低密度脂蛋白水平/(mmol · L^{-1})	空腹血糖/(mmol · L^{-1})	身体质量指数/(kg · m^{-2})	是否有高血压	吸烟量/支
1	4.53	6.15	28.40	1	30
2	3.19	5.32	25.32	1	15
3	1.99	3.95	19.78	0	4
4	1.87	4.13	19.37	0	3
5	4.44	5.95	28.46	1	30
6	3.51	5.22	25.42	1	15
7	2.08	3.59	19.35	0	3
8	2.24	3.96	19.36	0	3
9	3.27	4.99	25.56	1	15
10	3.34	4.95	25.40	1	15
11	2.14	3.75	18.64	0	3
12	3.44	5.58	25.80	1	15
13	3.70	5.41	25.86	1	15

编号	低密度脂蛋白水平/(mmol · L⁻¹)	空腹血糖/(mmol · L⁻¹)	身体质量指数/(kg · m⁻²)	是否有高血压	吸烟量/支
14	3.57	5.41	25.77	1	15
15	3.35	5.01	25.33	1	15
16	1.93	4.21	19.30	0	3
17	3.03	5.35	25.88	1	15
18	2.13	3.76	19.61	0	2
19	4.42	6.05	28.39	1	30
20	4.45	5.95	28.52	1	30
21	2.48	3.92	20.36	0	3
22	4.56	6.08	28.52	1	30
23	1.95	3.68	19.46	0	3
24	2.36	4.27	19.59	0	3
25	3.32	4.98	25.39	1	15
26	2.16	4.10	19.51	0	2
27	4.68	6.34	28.36	1	30
28	4.39	6.16	28.40	1	30
29	4.43	5.86	28.37	1	30
30	3.03	5.06	25.66	1	15

五、统计分析

(一)Q型系统聚类

SPSS 24.0的系统聚类分成两种：一种是 Q 型聚类，即对观察对象进行归类；另一种是 R 型聚类，即对变量进行归类。本研究试图发现影响大学生心血管疾病发生的危险因素，因此，采用观察对象(即大学生)进行归类的方式，以便找到不同类别大学生的心血管疾病危险因素的特征。为此，本研究采用 Q 型聚类，得到结果如图 7-3 所示。

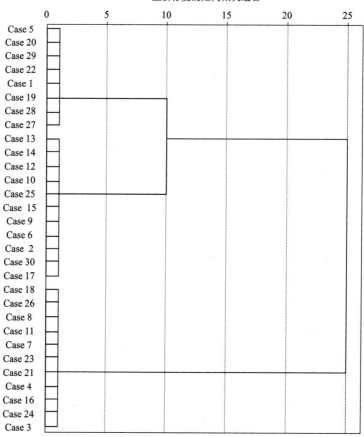

图7-3 Q型聚类分析结果(1)

操作过程是分析—分类—系统聚类。将"低密度脂蛋白水平、空腹血糖水平、身体质量指数、是否有高血压、吸烟量"送入"变量"。在"聚类"方框内选择"个案"项,表明是做Q型聚类。在"统计"对话框中,在解的范围标签下,最小聚类数填"3",最大聚类数填"5",点击"继续";在"图"对话框中,勾选"谱系图";在"方法"对话框中,标准化选择:Z得分、按个案,点击"继续";在"保存"对话框中,在解的范围标签下,最小聚类数填"3",最大聚类数填"5",点击"继续"。最后点击"确定",得到如果如图7-4所示。

聚类成员

个案	5 个聚类	4 个聚类	3 个聚类
Case 1	1	1	1
Case 2	2	2	2
Case 3	3	3	3
Case 4	4	4	3
Case 5	1	1	1
Case 6	2	2	2
Case 7	4	4	3
Case 8	4	4	3
Case 9	2	2	2
Case 10	2	2	2
Case 11	4	4	3
Case 12	2	2	2
Case 13	2	2	2
Case 14	2	2	2
Case 15	2	2	2
Case 16	4	4	3
Case 17	2	2	2
Case 18	5	4	3
Case 19	1	1	1
Case 20	1	1	1
Case 21	4	4	3
Case 22	1	1	1
Case 23	4	4	3
Case 24	4	4	3
Case 25	2	2	2
Case 26	5	4	3
Case 27	1	1	1
Case 28	1	1	1
Case 29	1	1	1
Case 30	2	2	2

图 7-4　Q 型聚类分析结果(2)

由输出可知,样本被分为 5 个聚类、4 个聚类、3 个聚类 3 类。5 个聚类中,每个样本所属的类别标注为"1""2""3""4""5";4 个聚类,每个样本所属的类别标注为"1""2""3""4";3 个聚类中,每个样本所属的类别标注为"1""2""3"。聚类分析结果如图 7-5 所示。

	低密度脂蛋白水平	空腹血糖水平	身体质量指数	是否有高血压	吸烟量	CLU5_1	CLU4_1	CLU3_1
1	4.53	6.15	28.40	1	30	1	1	1
2	3.19	5.32	25.32	1	15	2	2	2
3	1.99	3.95	19.78	0	4	3	3	3
4	1.87	4.13	19.37	0	3	4	4	3
5	4.44	5.95	28.46	1	30	1	1	1
6	3.51	5.22	25.42	1	15	2	2	2
7	2.08	3.59	19.35	0	3	4	4	3
8	2.24	3.96	19.38	0	3	4	4	3
9	3.27	4.99	25.56	1	15	2	2	2
10	3.34	4.95	25.40	1	15	2	2	2
11	2.14	3.75	18.64	0	3	4	4	3
12	3.44	5.58	25.80	1	15	2	2	2
13	3.70	5.41	25.86	1	15	2	2	2
14	3.57	5.41	25.77	1	15	2	2	2
15	3.35	5.01	25.33	1	15	2	2	2
16	1.93	4.21	19.30	0	3	4	4	3
17	3.03	5.35	25.88	1	15	2	2	2
18	2.13	3.76	19.61	0	2	5	4	3
19	4.42	6.05	28.39	1	30	1	1	1
20	4.45	5.95	28.52	1	30	1	1	1
21	2.48	3.92	20.36	0	3	4	4	3
22	4.56	6.08	28.52	1	30	1	1	1
23	1.95	3.68	19.46	0	3	4	4	3
24	2.36	4.27	19.59	0	3	4	4	3
25	3.32	4.98	25.39	1	15	2	2	2
26	2.16	4.10	19.51	0	2	5	4	3
27	4.68	6.34	28.38	1	30	1	1	1
28	4.39	6.16	28.40	1	30	1	1	1
29	4.43	5.86	28.37	1	30	1	1	1
30	3.03	5.06	25.66	1	15	2	2	2

图 7-5 Q 型聚类分析结果(3)

此外,原始数据库中标注了每个病例的归类结果,其中 CLU3_1、CLU4_1、CLU5_1 为 SPSS 24.0 聚类分析后的结果输出列。CLU3_1 为 3 个聚类的结果,每个样本所属的类别被标记为"1""2""3";CLU4_1 为 4 个聚类的结果,每个样本所属的类别被标记为"1""2""3""4";CLU5_1 为 5 个聚类的结果,每个样本所属的类别被标记为"1""2""3""4""5"(图 7-5)。

(二)K-均值聚类

为了进一步了解观察对象聚类的影响因素,即各变量的数值在什么水平上导致观察对象的归类,继续做 K-均值聚类分析。

操作过程是分析—分类—K-均值聚类。将"低密度脂蛋白水平、空腹血糖水平、身体质量指数、是否有高血压、吸烟量"送入"变量";将由之前Q型系统聚类得到的个案分类标注"CLU3_1"送入"个案标注依据";聚类数填"3";在选项对话框中，勾选"ANOVA表""每个个案的聚类信息"，得到结果如图7-6、图7-7所示。

最终聚类信息

	聚类		
	1	2	3
低密度脂蛋白水平	4.49	3.34	2.12
空腹血糖水平	6.07	5.21	3.94
身体质量指数	28.43	25.58	19.48
是否有高血压	1	1	0
吸烟量	30	15	3

图 7-6　K-均值聚类结果（1）

ANOVA

	聚类		误差			
	均方	自由度	均方	自由度	F	显著性
低密度脂蛋白水平	13.144	2	0.032	27	414.435	0.000
空腹血糖水平	10.983	2	0.042	27	259.280	0.000
身体质量指数	204.134	2	0.081	27	2518.200	0.000
是否有高血压	3.483	2	0.000	27		
吸烟量	1701.229	2	0.108	27	15789.530	0.000

由于已选择聚类以使不同聚类中个案之间的差异最大化，因此F检验只应该用于描述目的。实测显著性水平并未因此进行修正，所以无法解释为针对"聚类平均值相等"这一假设的检验。

图 7-7　K-均值聚类结果（2）

由输出可知，样本中的指标被分为3类。不同类间的各项指标经方差分析，差异具有统计学意义（$P<0.05$）。

六、论文表述

本研究发现，对调查数据进行聚类分析，可将观察对象分为3类。第

1类：低密度脂蛋白水平较高(4.49)、空腹血糖水平边缘升高(6.07)、肥胖(28.43)、高血压(1)、常有吸烟(30)。第2类：低密度脂蛋白水平中等(3.34)、空腹血糖水平正常(5.21)、超重(25.58)、高血压(1)、有吸烟(15)。第3类：低密度脂蛋白水平较低(2.12)、空腹血糖水平正常(3.94)、正常体重(19.48)、高血压(0)、较少吸烟(3)。聚类后的3组个体的考察项目经单因素方差分析检验，低密度脂蛋白水平($F = 414.435$，$P < 0.05$)、空腹血糖水平($F = 259.280$，$P < 0.05$)、身体质量指数($F = 2518.200$，$P < 0.05$)、吸烟量($F = 15789.530$，$P < 0.05$)，差异具有统计学意义。

根据聚类结果，第1类人群的低密度脂蛋白水平明显异常(4.49 mmol/L，比正常值高近50%)，身体肥胖($BMI \geqslant 28$ kg/m^2)，兼有高血压和血糖值异常，同时吸烟量大(每日超过20支)，意味着该人群发生心血管疾病的危险性最大；第2类人群的低密度脂蛋白水平超过临界值(3.34 mmol/L)，身体超重(24 $kg/m^2 \leqslant BMI < 28$ kg/m^2)，有高血压或血糖值异常，同时有吸烟习惯(每日约15支)，意味着该人群发生心血管疾病的危险性中等；第3类人群的低密度脂蛋白水平正常，体重正常($BMI < 24$ kg/m^2)，未患高血压，血糖值正常，吸烟量较小的(每日不超过5支)，意味着该人群发生心血管疾病的危险性较小。

七、常见错误

本研究可能出现的错误如下。

(一)聚类分析的研究变量选择

聚类分析前常常面临变量的选用问题。我们应根据研究所要回答的问题，有针对性地选择聚类分析的变量。假设本例中，研究已获取了大学生的心血管危险因素，以及人口统计特征。如果我们将人口统计特征纳入数据集进行聚类，那么结果必然被人口统计特征所影响，反而不能得到纯粹的心理和生活方式信息的分类结果。由于本例研究的重点在于心理和生活方式,那么在聚类分析中,就应该完全排除人口统计特征。仅使用心理和生活方式相关的数据进行聚类。

对于人口统计特征数据等背景信息,应该在聚类分析之后加以利用。当我们得到聚类结果之后,可以结合人口统计特征数据,进一步对心理和生活方式信息的分类结果进行解读。

(二)聚类分析算法的性能问题

与直觉相反,聚类分析并不适合处理大数据。一般地,当样本含量大于1万时,进行聚类分析常常会造成消耗内存过多,软件计算速度显著下降。因此,当数据量大、维度多时,应考虑重抽样、降维后再进行聚类分析或者选择其他的分类方法。

(三)K-均值聚类的顺序问题

在K-均值聚类分析中,SPSS 24.0对聚类结果的编号逻辑是:第一个首次被分类的个案会分配到自然数1,第二个首次被分类的个案会分配到自然数2,以此类推。要注意的是,其实标记用的自然数1、2、3在聚类分析的上下文中仅仅是起到标记和区分彼此的作用,并没序数的含义。对于聚类结果的顺序解读要结合数据的实际意义做具体分析,避免被数字带来的惯性思维所误导。

随机对照试验的研究路线图如图7-8所示。

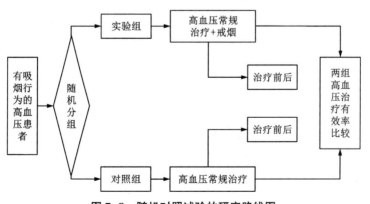

图7-8 随机对照试验的研究路线图

参考文献

TRAN D-M T, KUPZYK K A, ZIMMERMAN L M. Using cluster analysis to identify subgroups of college students at increased risk for cardiovascular disease[J]. Journal of Nursing Measurement, 2018, 26(3): 470-482.

（黄希）

范例八　儿童非综合征性唇裂伴或不伴腭裂的风险预测模型研究

本范例体现医学真实世界研究的因素特点如表 8-1 所示。

表 8-1　本范例的因素特点

随机	根据有无 NSCL/P 分组，而不是随机化方式
对照	设有对照组
干预	未施加任何干预措施
时间	横断面研究

一、问题提出

非综合征性唇裂伴或不伴腭裂（non-syndromic cleft lip with or without cleft palate，NSCL/P）是一种常见的颅面先天性异常，世界范围内的平均发病率为 0.8%。这种异常不仅会导致儿童面部畸形，还会影响他们的面部发育、吮吸、吞咽，以及语言和听力发展，甚至导致心理问题。这些将增加其家庭的精神负担和经济负担，直接影响他们的生活质量。故预防 NSCL/P 已成为一个重要的公共卫生问题。

由于 NSCL/P 发病机制复杂，目前对其病因尚未完全了解。近年来，大多数研究都集中在 NSCL/P 危险因素的识别上，如与母亲年龄、母亲学历、家庭收入、异常生殖史、家族史、妊娠期感染史、环境污染、母亲生活方式等因素有关。然而，对于 NSCL/P 尚缺乏有效的个体风险预测工具。根据一系列假定的危险因素来预测个体的风险是预防 NSCL/P 的基础。因此，本研究通过判别分析建立风险预测模型，以识别妊娠早期 NSCL/P 的高危人群。

二、方案设计

本研究采用回顾性调查方式，以孕 28 周和出生 7 天内被诊断患有 NSCL/P 的胎儿或新生儿的母亲为病例组，以分娩正常婴儿的母亲作为对照组。正常婴儿与 NSCL/P 患儿的出生日期间隔不超过 1 个月；母亲的年龄在 20~45 岁之间。排除有染色体异常和其他已知病因的出生缺陷的婴儿，排除仅有腭裂的婴儿，排除不能配合调查的人员。此研究中，因为病例数量相对较少，故病例组与对照组的例数比为 1∶2。

在前期研究的基础上，由课题组专家设计和修改调查问卷，问卷包括 5 个类别 28 个项目，涉及母亲的社会人口学特征、家庭经济状况、家族史、母亲在受孕前 6 个月至怀孕前 3 个月的状况，以及父亲的状况。由经过统一训练的调查员及妇产科医生进行调查及面对面的访谈。

本研究调查的 28 个变量有分级变量、二分类变量。先用单变量 Logistic 回归来确定 NSCL/P 相关的显著危险因素，然后以重要的预测因子为基础，使用判别分析建立预测模型。

本范例的医学真实世界研究路线图如图 8-1 所示。

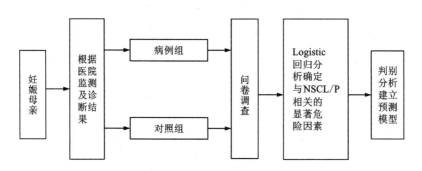

图 8-1 本例的医学真实世界研究路线图

三、样本含量

本研究通过对 28 个变量分类判别来预测个体 NSCL/P 的风险，样本含量估算可采用多元回归的估算公式，设定检验水准 α 为 0.05，检验效能 $1-\beta$ 为 0.90。

启动 PASS 16.0 软件，选择 Multiple Regression 程序，在"C：Variables Controlled"中，"Number of Independent Variables Controlled"处键入"0"；在 "T：Variables Tested"中，"Number of Independent Variables Tested"处键入 "28"（28 个自变量），"R2（T｜C）"处键入"0.25"。运算得到结果（图 8-2）：本研究需要 112 例样本，这样可保证第一类错误控制在 5% 以内，检验效能超过 90%。

Numeric Results   Multiple Regression Power Analysis

Power	N	Alpha	Beta	Ind. Variables Tested		Ind. Variables Controlled	
				Cnt	R2	Cnt	R2
0.90349	112	0.05000	0.09651	28	0.25	0	0.00

图 8-2　本范例的样本含量估算结果

四、数据收集

将问卷调查的 28 个变量结果进行 Logistic 回归分析。根据分析结果，得到 4 个变量在方程中差异有统计学意义，即产妇职业危害暴露、婚前医学检查、妊娠并发症、NSCL/P 家族史（$P<0.05$）；其中产妇无职业危害暴露、无妊娠并发症、无 NSCL/P 家族史为 NSCL/P 发生的保护因素，无婚前医学检查为 NSCL/P 发生的危险因素。

为了便于读者利用这些数据借助统计软件进行计算练习，本文随机选择 20 例病例组及 10 例对照组的信息作为示范，如表 8-2。产妇职业危害暴露、婚前医学检查、妊娠并发症、NSCL/P 家族史等 4 个变量均为二分类变量，其回答均为否或是，分别赋值为 0 或 1；组别 0、1 分别为对照组、病例组。

表 8-2　问卷变量与 NSCL/P 发生情况

编号	产妇职业危害暴露	婚前医学检查	妊娠并发症	NSCL/P 家族史	组别
1	0	1	0	0	0
2	1	1	1	0	0
3	0	1	0	0	0
4	0	1	0	0	0
5	0	1	0	0	0
6	0	0	0	0	0
7	0	1	0	0	0
8	0	1	0	0	0
9	0	1	1	0	0
10	0	0	1	0	0
11	0	1	1	0	0
12	0	1	0	1	0
13	0	1	0	0	0
14	0	1	0	0	0
15	0	1	0	0	0
16	1	1	0	0	0
17	1	1	1	0	0
18	0	1	0	0	0
19	0	1	1	0	0
20	0	1	0	0	0
21	1	1	1	0	1
22	0	0	1	1	1
23	1	1	1	0	1
24	1	0	1	1	1
25	1	0	0	1	1
26	1	1	1	0	1
27	1	1	0	0	1
28	0	0	1	0	1

续表8-2

编号	产妇职业危害暴露	婚前医学检查	妊娠并发症	NSCL/P 家族史	组别
29	1	1	0	1	1
30	0	0	0	1	1

五、统计分析

本研究采用逐步判别分析方法建立 NSCL/P 的风险预测模型。SPSS 24.0 操作过程是分析—分类—判别式；将"组别"送入"分组变量"框中，定义范围为最小值为 0，最大值为 1，"产妇职业危害暴露""婚前医学检查""妊娠并发症""NSCL/P 家族史"这 4 个变量送入"自变量"框中，选择使用步进法；方法选项中勾选"威克尔 Lambda"，条件选择使用 F 值"F_{Entry} = 3.84，$F_{Removal}$ = 2.71"；在统计选项里勾选描述的平均值（M）、单变量 ANOVA、博克斯 M（B），以及函数系数的未标准化；在分类中勾选显示中的个案结果和摘要表；在保选项存中勾选预测组成员，获得结果如图 8-3～图 8-7 所示。

组平均值的同等检验

	威尔克 Lambda	F	自由度1	自由度2	显著性
产妇职业危害暴露	0.518	109.862	1	118	0.000
婚前医学检查	0.821	25.764	1	118	0.000
妊娠并发症	0.834	23.522	1	118	0.000
NSCL/P家族史	0.697	51.265	1	118	0.000

图 8-3　组平均值的同等检验结果

71

步骤	输入	统计	自由度1	自由度2	自由度3	统计	自由度1	自由度2	显著性
						威尔克Lambda		精确F	
1	产妇职业危害暴露	0.518	1	1	118.000	109.862	1	118.000	0.000
2	NSCL/P家庭史	0.425	2	1	118.000	79.213	2	117.000	0.000
3	婚前医学检查	0.377	3	1	118.000	63.973	3	116.000	0.000
4	妊娠并发症	361	4	1	118.000	50.964	4	115.000	0.000

在每个步骤中，将输入可以使总体威尔克Lambda最小化的变量。

a. 最大步骤数为8。

b. 要输入的最小偏F为3.84。

c. 要除去的最大偏F为2.71。

d. F级别、容差或VIN不足，无法进行进一步计算。

图 8-4 输入/除去的变量结果

威尔克Lambda

函数检验	威尔克Lambda	卡方	自由度	显著性
1	0.361	118.297	4	0.000

图 8-5 威尔克 Lambda 结果

典则判别函数系数

	函数
	1
产妇职业危害暴露	2.269
婚前医学检查	-1.035
妊娠并发症	0.591
NSCL/P家庭史	1.306
（常量）	-0.379

未标准化系数

图 8-6 典则判别函数系数结果

分类结果[a]

			预测组成员信息		总计
		组别	对照组	病例组	
原始	计数	对照组	72	8	80
		病例组	6	34	40
	%	对照组	90.0	10.0	100.0
		病例组	15.0	85.0	100.0

a. 正确地对88.3%的原始已分组个案进行分类。

图 8-7 分类结果

从组平均值的同等检验结果中可知，在方差分析中，"产妇职业危害暴露""婚前医学检查""妊娠并发症""NSCL/P 家族史"这 4 个变量在类别间的差异均有统计学意义（$P<0.01$）。从输入/除去的变量结果中可知，最后 4 个变量均进入方程；对纳入变量进行检验，$P<0.01$，变量纳入成立。对方程的检验可知判别函数的卡方值为 118.297，$P<0.001$，方程成立。依据典则判别函数系数，写出判别方程为：胎儿或婴儿是否患有 NSCL/P ＝ -0.379+2.269 产妇是否有职业危害暴露-1.035 是否有婚前医学检查 +0.591 是否有妊娠并发症 +1.306 是否有 NSCL/P 家族史。分类结果显示该判别分析的正确率为（72+34）/（80+40）= 88.3%。

六、论文表述

本研究显示，在以上变量中，"产妇职业危害暴露""婚前医学检查""妊娠并发症""NSCL/P 家族史"这 4 个因素对胎儿或婴儿是否发生 NSCL/P 有影响。其风险预测方程为：$Y = -0.379 + 2.269X_1 - 1.035X_2 + 0.591X_3 + 1.306X_4$，其中 $Y=$ 胎儿或婴儿是否患有 NSCL/P、$X_1=$ 产妇是否有职业危害暴露、$X_2=$ 是否有婚前医学检查、$X_3=$ 是否有妊娠并发症、$X_4=$ 是否有 NSCL/P 家族史。方程预测正确率为 88.3%。

七、常见错误

此类研究需要考虑以下问题。

（一）判别变量的选择

在判别问题中，当判别变量个数较多时，如果不加选择地纳入来建立判别函数，不仅计算量大，还可能使建立的函数不准确，因此适当地筛选变量非常重要。由于判别分析本身不具有筛选变量的能力，所以采用其他统计方法筛选有效变量可以使判别方程变得简便易用。除了采用 Logistic 回归分析方法筛选变量，也可以采用大多数临床研究报告中采用的变量筛选方法，即对逐个变量进行单因素回归分析，把单因素回归分析中有统计学意义的变量纳入最终的判别方程。

(二)判别方程的验证

得出的判别方程需要外部数据验证，即收集新的样本数据来验证方程的正确率等，此验证方法相较于自身验证更客观有效，但两次收集的数据必须尽量同质。要注意的是，判别方程的敏感度和特异度在不同疾病中的要求是不同的。通常，我们希望方程能兼顾敏感度和特异度，假阳性率和假阴性率都能低一点，但是一个方程往往难以同时兼顾两者。所以，对于一些预后差、漏诊后果严重、早期诊断效果很好的疾病，我们更注重敏感度；对于一些预后不太严重、治疗手段有限、治疗效果不好、确诊费用高，或误诊时对患者有严重影响的疾病，我们更注重特异度。

参考文献

Li H , Luo M , Luo J , et al. A discriminant analysis prediction model of non-syndromic cleft lip with or without cleft palate based on risk factors[J]. Bmc Pregnancy and Childbirth, 2016, 16(1):368.

（陈诗雅）

范例九 老年人参与艺术活动频度与病死率的关系研究

本范例体现医学真实世界研究的因素特点如表9-1所示。

随机	按参与艺术活动频度分组，而不是采用随机化方式
对照	各组之间相互比较
干预	未施加任何干预措施
时间	前瞻性研究

一、问题提出

生老病死是人生无可逃脱的过程。但人们不断地思索：人该如何优雅老去。

很多理论提出，健康的心理、开朗的性格、和谐的人际关系、稳定的生活条件、充裕的退休收入、较高的受教育水平等，都是老年人身心健康的要素。其中，艺术活动对健康的益处也越来越得到人们的关注。关于参与艺术活动对健康潜在进化益处的讨论一直存在。很多研究证实：改善心理健康、增加社会资本投入、发展个人认知储备可以降低死亡风险，但很少有研究直接涉及参与艺术活动频度对健康的影响。因此，本项目探讨了老年人不同的参与艺术活动频度与病死率之间的关系，是对健康老龄化研究的一项重要补充。

二、方案设计

本研究为前瞻性队列研究，以某地区 60 岁以上的老年人为研究对象。作为观察性研究，本项目没有任何干预措施，仅仅是观察从 2004 年 1 月起入选的老年人到 2018 年 12 月止的 15 年间参与艺术活动的情况。观看戏剧，听音乐会或歌剧，参观博物馆、美术馆和其他艺术展览，都属于"接受性艺术活动"；记录参与频度，分类为：从未组(从不参与)，偶尔组(每年参与 1 次或不足 12 次)，频繁组(每个月至少参与 1 次)。同时记录该研究群体的病死率。

本范例的医学真实世界研究路线图如图 9-1 所示。

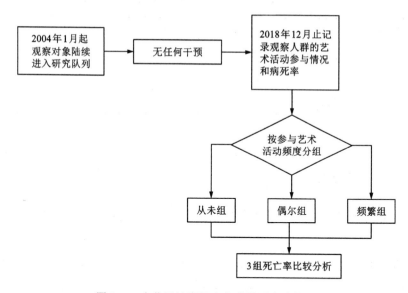

图 9-1 本范例的医学真实世界研究路线图

三、样本含量

本研究主要关注参与艺术活动频度对老年人病死率的影响，因此应采用生存分析的 Cox 回归分析。

在前瞻性研究过程中，符合标准的观察对象是陆续进入研究队列的。我们利用 2010 年已经追踪的 3042 例老年人数据进行初步的 Cox 回归分析，结果用于估算研究所需的样本含量。根据初步分析结果，观察期内的病死率为 26.59%；β 值为 -0.0655（log 0.86）；暂不考虑其他因素的影响，故 R^2 为 0；标准差为 1.3。

启动 PASS 16.0 软件，选择 Survival-Cox Regression 程序，得到结果（图 9-2）：本研究需要 5451 例样本，这样可保证第一类错误控制在 5% 以内，检验效能超过 90%。

Cox Regression Power Analysis

Numeric Results

Power	Sample Size (N)	Reg. Coef. (B)	S.D. of X1 (SD)	Event Rate (P)	R-Squared X1 vs Other X's (R2)	Two-Sided Alpha	Beta
0.90004	5451	-0.0655	1.3000	0.2659	0.0000	0.05000	0.09996

图 9-2　本范例样本含量估算结果

由此，我们得知，在原有样本含量（3042 例）的基础上，还需继续纳入 60 岁老年人 2409 例并继续跟踪 8 年，方符合样本含量的最低要求。

四、数据收集

经过 15 年的追踪，对纳入观察的 5451 例老年人参与艺术活动频度（从未为"1"，偶尔为"2"，频繁为"3"）、生存情况（"0"为存活，"1"为死亡）和生存时间（年）进行详细记录，截至 2018 年 12 月仍存活者登记为 15。因记录数据庞大，本文仅随机截取其中 100 例示例，如表 9-2 所示（也便于读者利用这些数据借助统计软件进行计算练习）。

表 9-2　老年人参与艺术活动频度与病死率关系研究原始数据(示范)

编号	参与艺术活动频度	生存情况	生存时间/年	编号	参与艺术活动频度	生存情况	生存时间/年	编号	参与艺术活动频度	生存情况	生存时间/年	编号	参与艺术活动频度	生存情况	生存时间/年
1	1	1	8	26	2	0	15	51	1	0	15	76	1	0	15
2	2	1	13	27	2	1	8	52	2	1	9	77	2	0	15
3	1	1	4	28	2	0	15	53	2	1	10	78	3	0	15
4	3	0	15	29	1	1	11	54	2	0	15	79	1	1	6
5	1	0	15	30	1	1	10	55	2	0	15	80	1	1	8
6	2	0	15	31	3	0	15	56	3	0	15	81	2	1	12
7	2	0	15	32	2	0	15	57	2	0	15	82	3	0	15
8	3	1	11	33	1	1	7	58	2	0	15	83	1	1	9
9	2	0	15	34	3	1	15	59	2	0	15	84	2	0	15
10	2	1	6	35	3	0	15	60	2	0	15	85	2	1	8
11	2	1	11	36	2	1	15	61	2	0	15	86	3	0	15
12	2	0	15	37	3	0	15	62	3	1	13	87	2	0	15
13	1	1	9	38	1	0	15	63	1	1	7	88	2	0	15
14	1	0	15	39	2	0	15	64	1	1	12	89	3	0	15
15	3	0	15	40	2	0	15	65	1	0	15	90	3	1	14
16	2	0	15	41	2	1	6	66	2	1	7	91	3	1	11
17	3	0	15	42	2	0	15	67	1	1	5	92	2	0	15
18	2	0	15	43	1	0	15	68	2	1	7	93	3	0	15
19	1	0	15	44	2	1	14	69	3	1	10	94	3	0	15
20	1	0	15	45	2	0	15	70	3	1	10	95	2	1	13
21	2	1	9	46	2	1	10	71	2	0	15	96	2	0	15
22	1	1	5	47	3	0	15	72	3	0	15	97	1	1	6
23	1	0	15	48	3	1	12	73	2	0	15	98	2	0	15
24	3	0	15	49	2	1	13	74	2	0	15	99	1	1	13
25	3	0	15	50	1	0	15	75	3	0	15	100	2	0	15

表 9-2 的数据可以直接录入到 SPSS 24.0 软件中进行 Cox 回归分析,但为了计算生存中位数,数据还需整理为表 9-3 的格式。其中,观察时间是指截至前瞻性研究结束时,已经观察了多少年时间;生存情况是指截至前瞻性研究结束时,该观察对象是否死亡,"0"为存活,"1"为死亡。然后按照不同的结局方式,统计出各结局方式的人数。

表 9-3　老年人参与艺术活动频度与病死率关系研究的观察数据整理列表

参与艺术活动频度	观察时间/年	生存情况	人数/人	参与艺术活动频度	观察时间/年	生存情况	人数/人	参与艺术活动频度	观察时间/年	生存情况	人数/人
1	1	0	0	2	1	0	0	3	1	0	0
1	1	1	0	2	1	1	0	3	1	1	0
1	2	0	0	2	2	0	0	3	2	0	0
1	2	1	0	2	2	1	0	3	2	1	0
1	3	0	0	2	3	0	0	3	3	0	0
1	3	1	0	2	3	1	0	3	3	1	0
1	4	0	0	2	4	0	0	3	4	0	0
1	4	1	1	2	4	1	0	3	4	1	0
1	5	0	0	2	5	0	0	3	5	0	0
1	5	1	2	2	5	1	0	3	5	1	0
1	6	0	0	2	6	0	0	3	6	0	0
1	6	1	2	2	6	1	2	3	6	1	0
1	7	0	0	2	7	0	0	3	7	0	0
1	7	1	2	2	7	1	2	3	7	1	0
1	8	0	0	2	8	0	0	3	8	0	0
1	8	1	2	2	8	1	2	3	8	1	0
1	9	0	0	2	9	0	0	3	9	0	0
1	9	1	2	2	9	1	2	3	9	1	0

参与艺术活动频度	观察时间/年	生存情况	人数/人	参与艺术活动频度	观察时间/年	生存情况	人数/人	参与艺术活动频度	观察时间/年	生存情况	人数/人
1	10	0	0	2	10	0	0	3	10	0	0
1	10	1	1	2	10	1	2	3	10	1	2
1	11	0	0	2	11	0	0	3	11	0	0
1	11	1	1	2	11	1	1	3	11	1	2
1	12	0	0	2	12	0	0	3	12	0	0
1	12	1	1	2	12	1	1	3	12	1	1
1	13	0	0	2	13	0	0	3	13	0	0
1	13	1	1	2	13	1	3	3	13	1	1
1	14	0	0	2	14	0	0	3	14	0	0
1	14	1	0	2	14	1	1	3	14	1	1
1	15	0	11	2	15	0	29	3	15	0	20
1	15	1	0	2	15	1	1	3	15	1	1

五、统计分析

(一)基本情况描述统计

本范例通过表9-2的数据进行参与艺术活动频度对老年人生存情况影响的统计描述。SPSS 24.0操作过程是分析—描述统计—交叉表,将"生存情况"送入"行变量","生存时间"送入"列变量","参与艺术活动频度"送入"层",得到结果如图9-3所示。

生存情况*生存时间*参与艺术活动频度交叉表

计数

参与艺术活动频度	生存情况	4	5	6	7	8	9	10	11	12	13	14	15	总计
从不	生存情况 生存	0	0	0	0	0	0	0	0	0	0		11	11
	死亡	1	2	2	2	2	2	1	1	1	1		0	15
	总计	1	2	2	2	2	2	1	1	1	1		11	26
偶尔	生存情况 生存			0	0	0	0	0	0	0	0	0	29	29
	死亡			2	2	2	2	2	1	1	3	1	1	17
	总计			2	2	2	2	2	1	1	3	1	30	46
频繁	生存情况 生存							0	0	0	0	0	20	20
	死亡							2	2	1	1	1	1	8
	总计							2	2	1	1	1	21	28
总计	生存情况 生存	0	0	0	0	0	0	0	0	0	0	0	60	60
	死亡	1	2	4	4	4	4	5	4	3	5	2	2	40
	总计	1	2	4	4	4	4	5	4	3	5	2	62	100

图9-3　生存分析结果(1)

本范例通过表9-3数据进行统计描述。SPSS 24.0操作过程是首先对"人数"进行频度加权，然后按顺序点击分析—描述统计—交叉表，将"生存情况"送入"行变量"，"参与艺术活动频度"送入"列变量"，在单元格中勾选"列"，得到结果如图9-4所示。

生存情况*参与艺术活动频度交叉表

			参与艺术活动频度			总计
			1	2	3	
生存情况	生存	计数	11	29	20	60
		占参与艺术活动频度的百分比	42.3%	63.0%	71.4%	60.0%
	死亡	计数	15	17	8	40
		占参与艺术活动频度的百分比	57.7%	37.0%	28.6%	40.0%
总计		计数	26	46	28	100
		占参与艺术活动频度的百分比	100.0%	100.0%	100.0%	100.0%

图9-4　生存分析结果(2)

由图9-4可知，参与艺术活动频度不同的老年人病死率分别是57.7%（15/26）、37.0%（17/46）、28.6%（8/28）。

(二)生存中位数分析

对表9-3的数据继续进行寿命表分析。SPSS 24.0 操作过程是首先对"人数"进行频度加权，然后按顺序点击分析—生存分析—寿命表。将"观察时间"送入"时间"，设置时间间隔为0~15，按对应的方框输入"1"；"生存情况"送入"状态"，定义事件为单值1；"参与艺术活动频度"送入"因子"，定义范围为最小值1，最大值3；选项中勾选"寿命表""风险图"，并选择总体比较。获得结果如图9-5、图9-6所示。

生存分析时间中位数

一阶控制		时间中位数
参与艺术活动频度	1	12.00
	2	15.00
	3	15.00

图9-5　生存分析结果(3)

总体比较[a]

威尔科克森 (吉亨)统计	自由度	显著性
9.488	2	0.009

a. 执行的是精确比较。

图9-6　生存分析结果(4)

可见，参与艺术活动频度不同的老年人生存中位数不同，从未参与艺术活动者为12.00年，偶尔参与和频繁参与艺术活动者为15.00年。三者之间病死率差异有统计学意义[威尔科克森(吉亨)统计量=9.488，$P=0.009$]。

(三)参与艺术活动频度不同对病死率影响的分析

为进一步探讨参与艺术活动频度不同对病死率的影响，对表9-2的数据进行 Cox 回归分析。SPSS 24.0 操作过程是分析—生存分析—Cox 回归。将"生存时间"送入"时间"，"生存情况"送入"状态"，"参与艺术活动频度"送入"块1"。在分类中将"参与艺术活动频度"送入"分类协变量"；在页面中勾选"风险图"，并将"参与艺术活动频度"送入"针对下列各项绘制单独的线条"；在选项中勾选"Exp(B)的置信区间95%"。结果如图9-7~图9-10所示。

分类变量编码[a]

		频度	(1)	(2)
参与艺术活动频度[b]	1=从不	26	1	0
	2=偶尔	46	0	1
	3=频繁	28	0	0

a. 类别变量：参与艺术活动频度。
b. 指示符参数编码。

图9-7　生存分析结果(5)

模型系数的Omnibus检验[a]

-2对数似然	总体(得分)			从上一步进行更改			从上一步进行更改		
	卡方	自由度	显著性	卡方	自由度	显著性	卡方	自由度	显著性
344.423	8.143	2	0.017	7.212	2	0.027	7.212	2	0.027

a. 起始块号1. 方法=输入。

图9-8　生存分析结果(6)

方程中的变量

	B	S.E.	瓦尔德	自由度	显著性	Exp(B)	95.0%Exp(B)的CI	
							下限	上限
参与艺术活动频度			7.594	2	0.022			
参与艺术活动频度(1)	1.108	0.439	6.371	1	0.012	3.027	1.281	7.154
参与艺术活动频度(2)	0.366	0.429	0.730	1	0.393	1.442	.622	3.343

图9-9　生存分析结果(7)

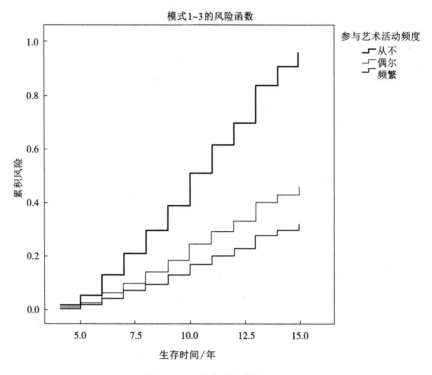

图 9-10　生存分析结果(8)

可见，Cox 回归方程有统计学意义($x^2 = 8.143$, $P = 0.017$)；艺术活动参与频度在方程中有统计学意义($P = 0.022$)，其中从未参与艺术活动者的死亡风险高于频繁参与艺术活动者(OR[①] = 3.027, 95%CI 为 1.281 ~ 7.154, $P = 0.012$)，而偶尔参与艺术活动者风险与频繁参与艺术活动者差异无统计学意义($P = 0.393$)。

六、论文表述

本研究发现，参与艺术活动频度不同的老年人病死率分别是 57.7%(15/26)、37.0%(17/46)、28.6%(8/28)；参与艺术活动频度不同的老年人生存中位数不同，从未参与艺术活动者为 12.00 年，偶尔参与和频繁参

---

① SPSS 24.0 中，使用 Exp(B)，含义同 OR。

与者为 15.00 年；三者之间病死率差异有统计学意义[威尔科克森(吉亨)统计量 = 9.488, $P = 0.009$]。进一步做 Cox 回归分析, Cox 回归方程有统计学意义($X^2 = 8.143$, $P = 0.017$)；参与艺术活动频度在方程中有统计学意义($P = 0.022$), 其中从未参与艺术活动者的死亡风险是频繁参与艺术活动者的 3.027 倍(OR = 3.027, $P = 0.012$), 而偶尔参与艺术活动者的死亡风险与频繁参与艺术活动者差异无统计学意义($P = 0.393$, 见表 9-4)。

表 9-4 某地区老年人参与艺术活动频度与病死率关系研究

参与艺术活动频度	例数/例	死亡人数/人	OR	95%CI	P
从未	26	15	3.027	1.281 ~ 7.154	0.012
偶尔	46	17	1.442	0.622 ~ 3.343	0.393
频繁	28	8	-	-	-

七、常见错误

本研究可能出现的错误如下。

(一)数据录入格式错误

虽然都是生存分析, 但寿命表要求的数据格式和 Cox 回归分析的数据格式是不一样的。在寿命表中记录的是每一个观察单元中发生事件(死亡)的人数, 因此, 生存情况变量的赋值形式为 0 = 存活, 1 = 死亡。在数据分析前必须对"人数"进行加权。

(二)检验方法的选择

本例研究设计的终点事件是死亡, 在统计描述中首先计算了参与艺术活动频度不同的老年人的病死率, 但此处不建议采用卡方检验进行病死率的差异性检验, 而应采用生存分析。同时为了发现数据中隐含的全部信息, 比如, 参与艺术活动频度不同的老年人生存时间是否一致, 因此, 需要进一步做寿命表分析, 计算死亡中位数, 以及 Cox 回归分析, 发现对死亡有影响的因素。

(三) 信息收集不全

对死亡有影响的因素很多, 艺术活动参与只是其中的一个影响因素。纳入研究时的年龄大小、本身健康状态、居所附近救治能力等可能对死亡结局有直接的影响作用。老年人参与艺术活动也可能受养老金充足与否、本身健康状态如何、行动是否方便等多种因素干扰。这些问题在研究中都应加以注意。

另外, 值得一提的是, 如何估算样本含量, 本范例做了个示范。就是在前瞻性研究过程中, 符合标准的观察对象是陆续进入研究队列的。我们利用中间的某个时间, 将已经追踪的部分观察对象数据进行初步的统计分析, 并将统计结果用于估算研究所需的样本含量。这是一个十分科学的方法, 否则在无法获得有关参数信息的情况下, 样本含量的估算将会一筹莫展。

参考文献

Fancourt D, Steptoe1 A. The art of life and death: 14 year follow-up analyses of associations between arts engagement and mortality in the English Longitudinal Study of Ageing[J]. BMJ, 2019, 367: 16377.

（蔡晶）

范例十　中年人每日步数和全因病死率的关系研究

本范例体现医学真实世界研究的因素特点如表 10-1 所示。

表 10-1　本范例的因素特点

随机	按每日步数和强度分组，而不是采用随机化方式
对照	各组之间相互比较
干预	未施加任何干预措施
时间	前瞻性研究

一、问题提出

规律的体育锻炼有助于改善身体状况、保持身体健康。人们每日行走步数是量化体育活动的重要指标。因为每日行走步数及强度与健康状态的关联性研究数量有限，所以许多国家的保健指南没有具体建议每日行走步数。每日行走步数及强度对健康有益的科学证据还有待进一步的研究。本研究将对每日行走步数及其强度对身体健康的影响进行前瞻性研究。

二、方案设计

本研究采用前瞻性研究的方法，选择 40~60 岁的参与者，并记录计步器的佩戴时间。主要观察指标如下：

（1）步数。参与者在髋部佩戴 Acti graph 7164 加速度计，白天觉醒时间内都佩戴计步器，在睡眠和水下活动时取下计步器。根据步数，研究人员将参与者分为 3 组：低步数组（<7000 步/d），中等步数组（7000～10000 步/d）和高步数组（≥10000 步/d）。

（2）步频。步频系强度指标，在任何 30 min 内观察到的最多步数/min，以此计算所有天数内的平均值。30～99 步/min 为中等强度，<30 步/min 为低等强度，≥100 步/min 为高等强度。

（3）结局：全因病死率。每年联系参与者 2 次以确定生命状态。

本范例的医学真实世界研究路线图如图 10-1 所示。

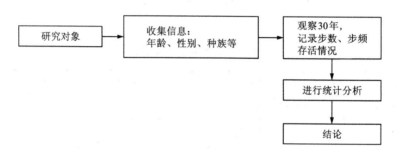

图 10-1　本范例的医学真实世界研究路线图

三、样本含量

本研究属于计量资料，统计方法采用 Cox-Regression。

启动 PASS 16.0 软件，在“search”里寻找“Cox-Regression”，进入程序。填写关键参数：①β（log hazard ratio）。$X1$ 的系数即 $\beta1$ 的取值；取值可以是任何非 0 值，通常取 -3～3 之间的数值，填写 0.2。②S（standard deviation of $X1$）。$X1$ 的标准差取值为大于 0 的数值，填写 1.5。得出结果（图 10-2）：本研究需要 117 例样本，这样可保证第一类错误控制在 5% 以内，检验效能超过 90%。

```
                                          Cox Regression Power Analysis
      Numeric Results
                                                        R-Squared
                 Sample    Reg.     S.D.     Event     X1 vs      Two-
                 Size      Coef.    of X1    Rate    Other X's    Sided
      Power      (N)       (B)      (SD)     (P)       (R2)       Alpha      Beta
      0.90061    117       0.2000   1.5000   1.0000    0.0000     0.05000    0.09939
```

图 10-2　本范例样本含量估算结果

四、数据收集

本研究的变量如下：结局（0，死亡；1，存活），观察时间，步数（1，< 7000 步；2，7000~9999 步；3，≥10000 步），步频（1，<30 步/min；2，30~ 99 步/min；3，≥100 步/min），性别（1，男；2，女），年龄，种族（1，白人； 2，黑人），佩戴时间。如表 10-2 所示（截取部分数据）。

表 10-2　不同活动强度对身体健康影响

编号	结局	观察时间/年	步数	步频	性别	年龄/岁	种族	佩戴时间/min
1	0	21	1	1	2	40	1	821.3
2	0	21	1	1	1	41	1	820.4
3	1	15	1	1	2	42	2	828.9
4	0	15	1	3	1	39	2	824.4
5	0	15	1	2	2	45	1	819.4
6	0	17	1	2	1	46	2	809.3
7	0	15	1	2	2	47	1	802.1
8	0	20	1	2	1	42	2	803.3
9	0	26	1	2	1	43	1	794.5
10	0	15	1	2	2	46	2	798.3
11	0	15	1	2	2	45	1	780.4
12	0	10	1	2	1	43	2	790.6

编号	结局	观察时间/年	步数	步频	性别	年龄/岁	种族	佩戴时间/min
13	0	27	1	3	2	49	1	780.3
14	0	20	1	3	2	45	1	760.4
15	0	10	1	3	1	38	2	825.7
16	0	5	1	3	1	37	2	830.7
17	0	23	1	1	2	47	1	850.4
18	1	7	2	1	2	35	1	820.1
19	1	12	2	1	1	39	2	823.4
20	1	22	2	1	1	42	2	879.9
21	1	16	2	1	2	40	1	880.4
22	1	20	2	1	1	47	1	890.4
23	0	11	2	1	2	43	2	865.2
24	1	20	2	1	1	40	2	870.5
25	0	13	2	1	2	38	1	879.2
26	1	10	2	2	1	36	2	880.2
27	1	18	2	2	2	38	1	880.1
28	1	25	2	2	2	49	1	860.2
29	0	10	2	2	1	40	2	869.2
30	1	26	3	1	1	49	2	890.4
31	1	17	2	2	1	42	2	885.2
32	1	25	2	3	2	47	1	886.3
33	1	11	2	3	2	40	1	886.4
34	1	20	3	1	1	49	1	885.3
35	1	25	3	1	2	43	2	860.4
36	1	30	3	1	1	48	1	878.9
37	1	30	3	1	2	49	2	874.2
38	1	30	3	3	1	49	2	883.2
39	0	24	3	1	1	42	1	890.3
40	0	25	3	1	2	46	1	901.2

续表10-2

编号	结局	观察时间/年	步数	步频	性别	年龄/岁	种族	佩戴时间/min
41	1	25	3	1	1	46	2	903.2
42	1	20	3	1	2	41	2	879.2
43	0	25	3	1	1	41	2	872.3
44	1	25	3	2	2	46	1	884.5
45	1	25	3	2	1	45	2	890.2
46	1	25	3	2	2	48	2	879.4
47	1	30	3	2	1	49	1	885.5
48	1	30	3	2	2	42	1	888.9
49	1	30	3	3	1	45	1	892.3
50	1	18	3	3	2	40	2	891.0

五、统计分析

本范例研究不同观察时间下参与者的步数、步频等多种变量因素对结局是否有影响，故选择 Cox 依时协变量进行回归分析，在 SPSS 24.0 软件中，选择"分析"—"生存函数"—"COX 依时协变量"。获得结果如图10-3、图10-4 所示。

模型系数的Omnibus检验c								
步骤	-2对数概似值	整体（分数）			来自前一个步骤的变更			来自前一个区块的变更
		卡方	df	显著性	卡方	df	显著性	卡方
1a	123.166	27.194	2	0.000	24.502	2	0.000	24.502
2b	116.500	33.264	3	0.000	6.666	1	0.010	31.168

a. 在步骤编号1：步数1时输入的变量。
b. 在步骤编号2：T_COV_时输入的变量。
c. 开始区块编号1。方法= 逐步向前。

图 10-3　Cox 回归分析结果（1）

这是模型检验的结果,两个方程的 P 值均小于 0.05,说明两个模型均成立。

方程式中的变量									
		B	S.E.	Wald	df	显著性	Exp(B)	95% Exp(B) 置信区间	95% Exp(B) 置信区间
								上限	下限
步骤1	步数			18.639	2	0.000			
	步数1	−1.274	0.635	4.029	1	0.045	0.280	0.970	0.081
	步数2	−2.644	0.648	16.628	1	0.000	0.071	0.253	0.020
步骤2	T_COV_	−0.010	0.044	6.142	1	0.013	0.990	0.998	0.981
	步数			17.631	2	0.000			
	步数1	−1.274	0.638	3.985	1	0.046	0.280	0.977	0.080
	步数2	−2.613	0.670	15.206	1	0.000	0.073	0.273	0.020

图 10-4　Cox 回归分析结果(2)

从"方程式中的变量"看各个方程纳入的变量情况。在模型拟合的第二步纳入了"依时年龄""步数"两个变量,两个变量的 P 值分别为 0.013、0.000,均小于 0.05,说明纳入的变量有效。

对于拟合的第二个方程,在"步数"的 3 类人群中,和第一类人群(步数<7000 步)比较,第二类人群(7000~9999 步)、第三类人群(≥10000 步)的病死率差异均有统计学意义,P 值分别为 0.046、0.000,均小于 0.05。步数 1、步数 2 在方程中的系数分别是−1.274、−2.644,OR 值(95%CI)分别是 0.280(0.081, 0.970)、0.071(0.020, 0.253),说明步数是保护因素,第二类人群、第三类人群步数对结局的影响都有显著性差异,且该影响存在线性趋势,随着步数的增多,参与者死亡的危险程度逐步下降,死亡的风险分别下降 0.72%、0.927%。

六、论文表述

性别对存活率的影响没有意义。步数是存活率的保护因素,随着步数的增多,参与者死亡的危险程度逐步下降,死亡的风险分别下降 0.72%、0.927%。

七、常见错误

(1)定量数据不要直接拿来做线性回归,而要进行类化哑变量设置,再进行趋势性检验。很多时候当自变量以连续型变量的形式引入模型时,其意义解释为该自变量每增加 1 个单位,所引起的因变量 Y 的变化,但实际上这种变化效应有时是很微弱的,并没有太大的临床意义,因此需要对连续型变量进行适当的转化。此外,如果直接将原始的连续型变量带入回归模型中,其前提是已经假定该连续型自变量与因变量之间存在着一定的线性关系。但是,当自变量与因变量之间的相互变化关系不明确时,把连续型变量带入模型可能会不准确。

(2)对于无原始数据的区间等级数据或者等级数据,趋势性分析一定要谨慎。等级数据直接开展趋势性分析一定要谨慎。如果有条件,应该取区间中间值代替 1、2、3、4。如果等级资料不等距,且无法取中间值,则不应该开展趋势性分析。

参考文献

Paluch A E, Gabriel K P, Fulton J E, et al. Steps per Day and All-Cause Mortality in Middle-aged Adults in the Coronary Artery Risk Development in Young Adults Study [J]. JAMA Netw Open, 2021, 4: e2124516.

(黄倩)

范例十一　预测 COVID-19 的生存率的研究

本范例体现医学真实世界研究的因素特点如表 11-1 所示。

表 11-1　本范例的因素特点

随机	按同一治疗方案的结局分组，而不是随机化方式
对照	两组之间相互比较
干预	未施加任何干预措施
时间	横断面研究

一、问题提出

对于一个功能健全的免疫系统来说，微量元素的充足供应至关重要。流行病学调查证实，特定微量元素在预防和治疗病毒感染方面具有重要的作用，例如，补充锌剂用于减少急性下呼吸道感染，补充硒剂用于预防病毒性克山病等。

目前，SARS-CoV-2 感染导致冠状病毒（COVID-19）流行并挑战免疫系统。已知几种与氧化还原相关的微量元素可促进免疫反应，包括必需的微量元素锌（Zn）和硒（Se）。本项目验证了 COVID-19 感染患者以缺锌为特征，并探讨了微量元素复合生物标志物 Zn、Se、SELENOP（硒蛋白 P）预测 COVID-19 患者存活的可靠性。

二、方案设计

本研究为横断面研究，以某公立医院 COVID-19 感染患者为研究对象。作为观察性研究，本项目没有任何干预措施，仅抽取每个患者的血液样本，供实验室研究分析 Zn、Se、SELENOP 水平情况。按患者最终临床结局分为出院组、死亡组，分别分析其血清 Zn 浓度差异、微量元素与时间相关关系等，最终使用 Zn、Se、SELENOP 含量和年龄绘制复合生物标志物的 ROC 曲线，预测 COVID-19 感染患者的生存率。

本范例的医学真实研究路线图如图 11-1 所示。

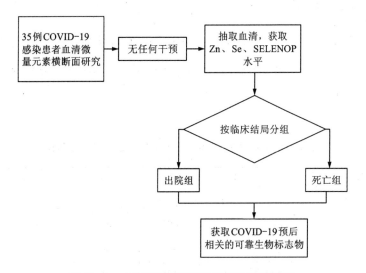

图 11-1　本范例的医学真实世界研究路线图

三、样本含量

本研究主要采用 ROC 曲线探索与 COVID-19 感染患者生存率相关的生物标志物。

在横断面研究中，我们参考其他研究中关于 Zn、Se、SELENOP 预测 COVID-19 感染患者生存率的 ROC 曲线面积，设置 AUC1=0.711。

启动 PASS 16.0 软件，选择 Tests For One ROC Curve 程序，得到结果（图 11-2）：本研究需要 29 例样本，这样可保证第一类错误控制在 5% 以内，检验效能超过 90%。

One ROC Curve Power Analysis
Numeric Results for Testing AUC0 = AUC1 with Continuous Data
Test Type = One-Sided. FPR1 = 0.000. FPR2 = 1.000. B = 1.000. Allocation Ratio = 1.000.

Power	N+	N-	AUC0'	AUC1'	Diff'	AUC0	AUC1	Diff	Alpha	Beta
0.90005	29	29	0.5000	0.7110	0.2110	0.5000	0.7110	0.2110	0.05000	0.09995

图 11-2　本范例样本含量估算结果

四、数据收集

本研究详细记录 35 例 COVID-19 感染患者性别（1，男；2，女），年龄，Zn、Se、SELENOP 水平及预后（1，死亡组；2，出院组）等相关情况，如表 11-2 所示。

表 11-2　COVID-19 感染患者血清微量元素原始数据

编号	性别	年龄/岁	住院天数/d	Zn /(μg · L^{-1})	Se /(μg · L^{-1})	SELENOP /(mg · L^{-1})	预后
1	1	81	32	600	40	3.5	1
2	1	87	6	500	39	4	1
3	2	88	7	476	36	3.8	1
4	2	91	5	518	33	2.8	1
5	2	92	8	750	32	2.7	1
6	2	94	2	290	2	0.3	1
7	1	38	3	1200	3	0.4	2
8	1	77	18	690	65	1.5	2
9	1	60	12	683	72	2.8	2
10	1	55	12	735	70	3.2	2
11	1	88	24	683	50	2.2	2

编号	性别	年龄/岁	住院天数/d	Zn/($\mu g \cdot L^{-1}$)	Se/($\mu g \cdot L^{-1}$)	SELENOP/($mg \cdot L^{-1}$)	预后
12	1	66	17	692	45	3.1	2
13	1	65	16	570	47	2.6	2
14	1	84	27	696	44	1.6	2
15	1	82	22	650	35	1.0	2
16	1	80	19	696	56	1.6	2
17	1	66	16	923	60	2.2	2
18	1	60	17	760	35	2.5	2
19	1	58	14	667	33	2.7	2
20	1	61	15	750	29	2.9	2
21	2	85	27	602	25	0.9	2
22	2	79	18	639	57	1.8	2
23	2	63	10	821	53	2.9	2
24	2	44	7	1045	64	3.5	2
25	2	49	5	850	67	3.9	2
26	2	53	19	969	58	3.3	2
27	2	87	27	550	36	2.2	2
28	2	90	30	550	28	1.8	2
29	2	59	18	700	42	2.9	2
30	2	71	14	795	45	2.5	2
31	2	75	22	478	35	2.7	2
32	2	85	29	425	35	1.2	2
33	2	82	26	425	37	1.0	2
34	2	77	21	405	43	1.7	2
35	2	91	46	300	37	1.6	2

预测COVID-19的生存率的研究

范例十一

五、统计分析

(一)基本情况描述统计

将表 11-2 的数据输入 SPSS 24.0 软件中，分析数据的基本情况，得到结果如图 11-3 所示。

组别		次数/次	百分比/%	有效的百分比/%	累计百分比/%
有效	死亡组	6	17.1	17.1	17.1
	痊愈出院组	29	82.9	82.9	100.0
	总计	35	100.0	100.0	

性别		次数/次	百分比/%	有效的百分比/%	累计百分比/%
有效	男	16	45.7	45.7	45.7
	女	19	54.3	54.3	100.0
	总计	35	100.0	100.0	

统计资料			年龄/岁	住院天数/d
N	有效		35	35
	遗漏		0	0
中位数			77.00	17.00
百分位数		25	60.00	10.00
		50	77.00	17.00
		75	87.00	24.00

图 11-3　基本情况统计结果

可知，35 例 COVID－19 感染患者男 16 例（45.7%），女 19 例（54.3%）；年龄 77 岁（60，87）；住院天数 17 天（10，24）；死亡 6 例（17.1%），痊愈出院 29 例（82.9%）。

（二）微量元素与 COVID-19 感染患者生存关系的二元 Logistic 回归分析

将微量元素与 COVID-19 感染患者生存关系进行二元 Logistic 回归分析。结果如图 11-4 所示。

		B	S.E.	Wald	df	显著性	Exp(B)	95%Exp(B)置信区间	
								下限	上限
步骤1[a]	Zn	0.006	0.002	11.502	1	0.001	1.006	1.002	1.009
	Se	0.175	0.035	25.757	1	0.000	1.192	1.114	1.275
	SELENOP	1.390	0.358	15.043	1	0.000	4.014	1.989	8.101
	常数	-11.281	2.042	30.520	1	0.000	0.000		

方程式中的变量

a. 步骤1上输入的变量Se、Zn、SELENOP。

图 11-4　二元 Logistic 回归分析结果

可见，二元 Logistic 回归分析结果示微量元素与 COVID-19 患者生存具有相关性（$P<0.01$），且呈正相关关系［Exp(B)>1］。

（三）单一微量元素预测 COVID-19 患者生存率的 ROC 曲线

根据微量元素进行 COVID-19 感染患者的生存率的 ROC 曲线绘制。得出结果如图 11-5、图 11-6 所示。

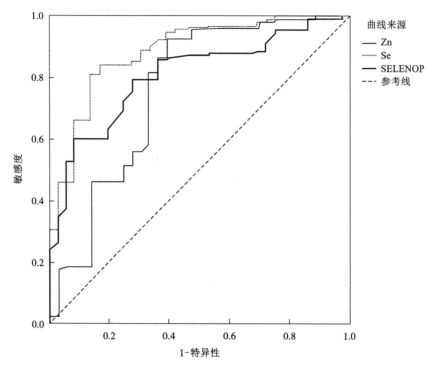

图 11-5　根据单一微量元素绘制的 ROC 曲线

曲线下面积					
测试结果变量	区域图	标准误[a]	渐进显著性[a]	渐进95%置信区间	
				下限	上限
Zn	0.756	0.53	0.000	0.653	0.859
Se	0.882	0.031	0.000	0.822	0.942
SELENOP	0.806	0.036	0.000	0.736	0.876

a.在非参数式假设下。
b.空值假设：true区域=0.5。

图 11-6　单一元素曲线下面积

可见，微量元素 Zn 曲线下面积为 0.756，标准误是 0.053，其 95% 置信区间为（0.653，0.859），渐进 Sig<0.01；微量元素 Se 曲线下面积为

0.882，标准误是 0.031，其 95% 置信区间为（0.822，0.942），渐进 Sig<0.01；微量元素 SELENOP 曲线下面积为 0.806，标准误是 0.036，其 95%置信区间为（0.736，0.876），渐进 Sig<0.01；经检验，微量元素 Zn、Se、SELENOP 对 COVID-19 感染患者的生存率具有预测效能。

（四）微量元素联合指标模型预测 COVID-19 患者生存率的 ROC 曲线

为进一步提高预测效能，我们可绘制联合指标的 COVID-19 患者生存率的 ROC 曲线。将 Zn+Se、Zn+SELENOP、年龄+Zn+SELENOP 构建联合指标模型。得出结果如图 11-7 所示。

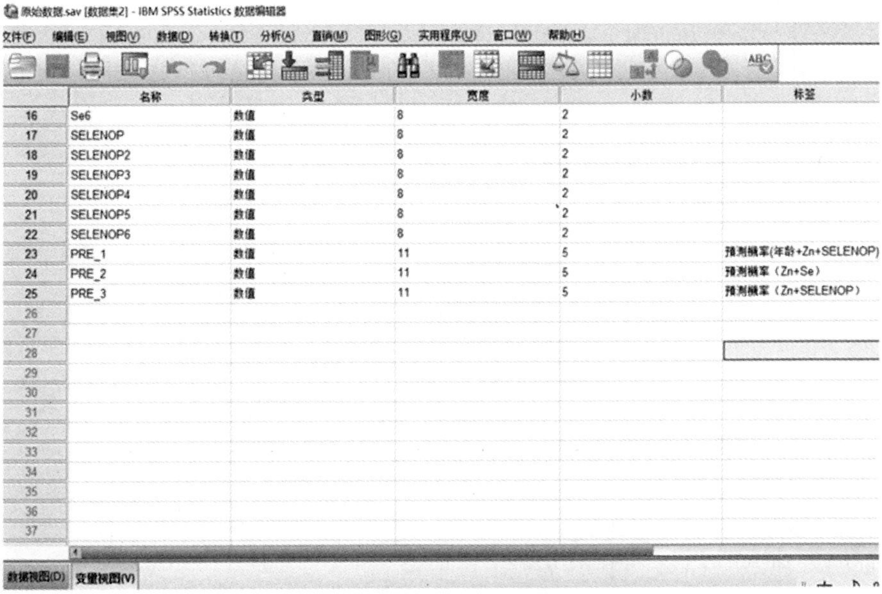

图 11-7 联合指标模型变量情况

可见，变量视图、数据视图多出 Zn+Se 预测概率 PRE-2（标签可自行标注）；同理，将 Zn+SELENOP、年龄+Zn+SELENOP 构建联合指标模型。

进一步绘制 Zn+Se、Zn+SELENOP 联合指标模型 ROC 曲线，得出结果如图 11-8、图 11-9 所示。

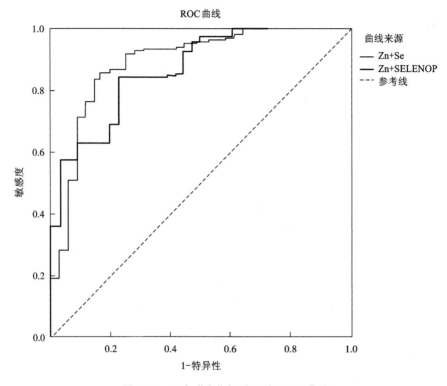

图 11-8　2 个联合指标绘制的 ROC 曲线

曲线下面积					
测试结果变量	区域图	标准误[a]	渐进显著性[a]	渐进95%置信区间	
				下限	上限
预测概率（Zn+Se）	0.892	0.033	0.000	0.826	0.957
预测概率（Zn+SELENOP）	0.868	0.031	0.000	0.808	0.929

a. 在非参数式假设下。
b. 空值假设：true区域=0.5。

图 11-9　2 个联合指标曲线下面积

　　可见，微量元素 Zn+Se 联合指标模型曲线下面积为 0.892，标准误是 0.033，其95%置信区间为（0.826, 0.957），渐进 Sig<0.01；微量元素 Zn+

SELENOP 联合指标模型曲线下面积为 0.868，标准误是 0.031，其 95% 置信区间为(0.808，0.929)，渐进 Sig<0.01。两种微量元素联合指标模型对 COVID-19 感染患者的生存率具有预测效能，且效能较单一指标有所提升。

将年龄+Zn+SELENOP 联合指标模型进行 ROC 曲线绘制，得出结果如图 11-10、图 11-11 所示。

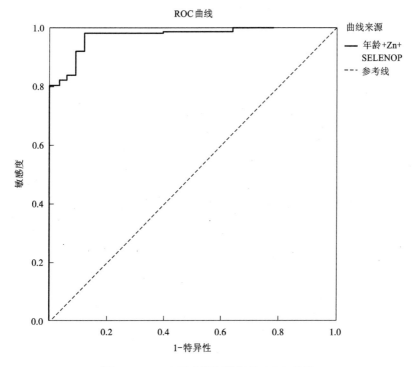

图 11-10　3 个联合指标绘制的 ROC 曲线

预测概率（年龄+Zn+SELENOP）	曲线下面积				
区域图	标准误[a]	渐进显著性[a]	渐进95%置信区间		
			下限	上限	
0.975	0.010	0.000	0.954	0.995	

a. 在非参数式假设下。
b. 空值假设：true区域=0.5。

图 11-11　3 个联合指标曲线下面积

可见，年龄+Zn+SELENOP 联合指标模型曲线下面积达 0.975，标准误是 0.010，其 95%置信区间为（0.954，0.995），渐进 Sig<0.01，该模型对 COVID-19 感染患者的生存率具有预测效能，且效能大幅提升。

最后，根据 SPSS 24.0 运算坐标数值，得出约登指数及对应的特异度、敏感度。约登指数即最佳界值的确定指数，为敏感度+特异性-1，该值取最大值处就是最佳界限。我们可以利用曲线个点的坐标，求个点坐标的约登指数（Excel 表可实现），并根据最佳界限找出对应的特异度和敏感度。本例中根据 SPSS 24.0 运算坐标数值计算得出约登指数为 0.872，对应的敏感度为 98.3%，特异度为 88.9%。

六、论文表述

研究结果表明，年龄+Zn+SELENOP 联合指标模型可用于 COVID-19 感染患者的生存率预测，ROC 曲线下面积为 0.975（95%CI：0.954~0.995，$P<0.01$），约登指数为 0.872，对应的敏感度为 98.3%，对应的特异度为 88.9%，具有较好的预测效能。

七、常见错误

本研究可能出现的错误或问题如下。

(一) 数据录入格式错误

ROC 曲线录入数据时应注意组别的赋值，其影响 ROC 曲线绘制过程状态变量的值。本案例为生存率预测，数据录入时"1，死亡组；2，出院组"，ROC 曲线绘制过程状态变量的值则为 2。

(二) 多指标 ROC 曲线方向不一致的解决方案

在 SPSS 24.0 软件中绘制 ROC 曲线时，选项设置里，默认检验方向为较大的检验结果表示更加明确的检验，意思就是值越大，疾病发生风险越高，符合这个规律的指标即在参照线以上。

如果在 ROC 曲线绘制过程中，同时存在值越大疾病发生风险越高、值越小疾病发生风险越高的指标，将会出现 ROC 曲线方向处于对角线的两侧。此时，可尝试把值越小疾病发生风险越高的指标取倒数，将取倒数后的指标与其他值越大疾病发生风险越高的指标一起绘制 ROC 曲线，检验方向仍选"较大的检验结果表示更加明确的检验"，那么各指标 ROC 曲线就全在对角线上方了。

随机对照试验的研究路线图如图 11-12 所示。

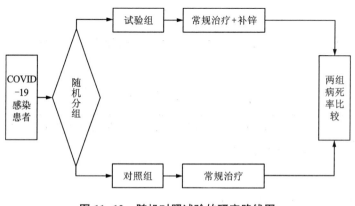

图 11-12　随机对照试验的研究路线图

参考文献

Rahab H A, Qian S, Julian H A , et al. Prediction of survival odds in COVID-19 by zinc, age and selenoprotein P as composite biomarker[J]. Redox Biology, 2021, 38：101764.

（李茜羽）

范例十二 射血分数保留的心力衰竭患者心肌缺血与不良心肾事件的关系研究

本范例体现医学真实世界研究的因素特点如表 12-1 所示。

表 12-1 本范例的因素特点

随机	从既往病例库中选择符合条件的病例，根据是否缺血进行分组，之后根据条件进行匹配
对照	两组之间相互比较
干预	未施加任何干预措施
时间	回顾性研究

一、问题提出

研究表明，大约50%的心衰患者左心室功能正常，但目前对射血分数保留（heart failure with preserved ejection fraction，HFpEF）的心衰患者仍缺乏有效的治疗方法。在心衰的众多危险因素之中缺血是最主要的原因。缺血后心脏和肾脏功能障碍是影响心衰治疗有效性的重要因素，并直接影响HFpEF的预后。因此，量化缺血对HFpEF患者主要不良肾和/或心脏事件（major adverse renal and/or cardiac events，MARCE）的影响有重大意义。本项目探讨HFpEF人群中缺血的发病率以及MARCE风险，以期为该类人群制定有效干预措施，提供帮助。

二、方案设计

本研究为回顾性病例对照研究，以射血分数保留的心衰患者为研究对象，回顾患者的病史，包括1年内的心脏手术和住院情况，纳入标准：①年龄≥18岁；②左心室射血分数≥45%，有症状的心衰；③1年内有心力衰竭住院史，或60天内脑钠肽≥100 pg/mL。排除标准：①全身严重性疾病；②不受控制的高血压患者和已知浸润性或肥厚性心肌病患者；③严重慢性阻塞性肺疾病；④血流动力学改变显著的心脏瓣膜疾病；⑤静息心率>90次/min的房颤；⑥缺乏疾病病史、基本信息不全者。在本研究中，如果患者在基线时有心肌梗死（MI）、冠状动脉搭桥术或经皮冠状动脉重建术（PCI）史，则认为患者有心肌缺血史。在筛查访谈中获取年龄、性别、身体质量指数等人口学信息。其他心脏危险因素如高血压、糖尿病和血脂异常通过查阅医疗记录得到证实。连续收集实验室数据，包括肌酐、估计肾小球滤过率。主要的不良心肾事件由一个专家小组裁决。本试验获医院伦理委员会批准。

本范例的医学真实世界研究路线图如图12-1所示。

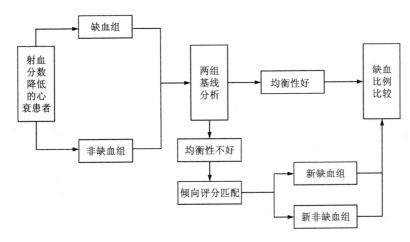

图12-1 本范例的医学真实世界研究路线图

三、样本含量

本研究为缺血比例比较的研究，缺血组为射血分数保留的心肌缺血患者，非缺血组为射血分数保留的非心肌缺血患者，心肌缺血为主要观察的暴露因素。根据既往文献报道，非缺血组人群中主要心肾事件为36%。预期 $OR=2.0$，设 $\alpha=0.05$，$\beta=0.10$。启动 PASS 16.0 软件，选择 Tests for two proportions 程序，得出结果（图12-2）：本研究需176例样本，这样可保证第一类错误控制在5%以内，检验效能超过90%。

Tests for Two Proportions

Numeric Results for Testing Two Proportions using the Z-Test with Unpooled Variance
H0: O1/O2 = 1 vs. H1: O1/O2 = OR1 ≠ 1.

Target Power	Actual Power*	N1	N2	N	P1	P2	O.R. OR1	Alpha
0.90	0.90071	176	176	352	0.5294	0.3600	2.000	0.0500

图 12-2　本范例样本含量估算结果

假定研究对象的无应答率为10%，则需样本含量 $N1=N2=176\div0.9=196$ 例，假定问卷合格率为90%，则需样本含量为 $N1=N2=196\div0.9=218$ 例。

四、数据收集

心肌缺血在 HFpEF 患者中与主要不良心肾事件关系研究的原始数据见表12-2。

表 12-2　心肌缺血在 HFpEF 患者中与主要不良心肾事件关系研究原始数据

编号	组别	性别	年龄/岁	身体质量指数/(kg·m⁻²)	糖尿病	高血压	血脂异常	主要不良心肾事件	编号	组别	性别	年龄/岁	身体质量指数/(kg·m⁻²)	糖尿病	高血压	血脂异常	主要不良心肾事件
1	1	0	62	25.86	1	0	0	1	101	1	1	60	23.51	0	1	0	1
2	0	1	76	24.43	0	0	0	0	102	0	1	53	21.46	1	0	1	0
3	0	1	66	26.45	0	0	1	0	103	1	0	71	19.06	1	1	0	1

编号	组别	性别	年龄/岁	身体质量指数/(kg·m⁻²)	糖尿病	高血压	血脂异常	主要不良心肾事件	编号	组别	性别	年龄/岁	身体质量指数/(kg·m⁻²)	糖尿病	高血压	血脂异常	主要不良心肾事件
4	0	0	73	28.50	1	0	1	0	104	0	1	58	22.84	1	0	1	0
5	1	1	67	22.86	1	0	1	1	105	0	0	68	28.34	1	1	1	0
6	0	1	66	24.09	0	1	1	1	106	1	0	63	25.07	1	1	1	0
7	1	0	59	22.86	1	0	0	0	107	0	1	67	26.31	1	0	1	0
8	0	0	81	23.50	1	0	0	0	108	0	0	67	22.27	0	1	0	0
9	1	0	63	26.86	1	0	0	0	109	1	1	69	27.55	1	0	1	1
10	0	0	67	27.56	0	1	0	0	110	0	1	68	21.72	0	0	0	1
11	0	1	73	27.68	1	0	0	0	111	1	1	60	19.56	0	0	0	0
12	0	0	69	30.47	0	0	1	0	112	0	1	67	20.81	0	0	1	0
13	0	1	69	29.71	0	0	1	1	113	1	0	66	22.77	1	0	1	0
14	1	1	25	21.86	1	0	0	1	114	0	1	59	25.71	1	0	0	0
15	1	0	67	28.04	1	0	0	1	115	0	0	66	25.24	1	0	0	0
16	1	0	62	22.86	0	0	0	0	116	1	0	59	17.58	1	1	0	1
17	0	0	69	25.11	1	0	0	0	117	0	1	65	23.42	0	1	0	0
18	1	0	59	24.86	1	0	0	0	118	1	0	71	21.99	1	1	0	0
19	0	1	74	28.37	0	0	1	0	119	0	1	73	32.89	0	1	1	1
20	1	1	70	22.86	0	0	0	0	120	1	1	72	31.62	1	0	0	1
21	1	1	52	27.86	0	0	0	1	121	0	0	73	25.71	1	1	0	0
22	0	0	69	24.18	0	0	0	0	122	0	1	67	25.11	1	0	0	0
23	1	0	48	21.86	1	0	0	0	123	0	1	66	26.30	1	0	0	1
24	0	1	67	24.45	1	0	0	0	124	1	1	69	25.39	1	0	0	0
25	0	0	66	18.97	0	0	0	0	125	0	1	72	26.99	0	0	0	0
26	1	0	70	22.86	0	1	0	1	126	1	1	69	20.06	0	0	0	0
27	0	1	61	23.63	1	0	0	0	127	1	0	55	24.46	1	0	1	1
28	0	1	76	25.39	0	0	0	0	128	0	1	70	29.38	1	0	0	0
29	0	1	68	24.00	0	0	0	0	129	1	1	72	22.86	1	0	0	0
30	0	1	61	28.37	0	0	0	1	130	0	1	72	23.56	1	0	1	0
31	1	0	68	22.86	1	0	1	0	131	1	1	70	24.17	1	0	1	0
32	0	1	64	22.85	0	0	0	0	132	0	1	35	25.47	0	1	1	0

编号	组别	性别	年龄/岁	身体质量指数/(kg·m⁻²)	糖尿病	高血压	血脂异常	主要不良心肾事件	编号	组别	性别	年龄/岁	身体质量指数/(kg·m⁻²)	糖尿病	高血压	血脂异常	主要不良心肾事件
33	0	1	85	23.55	1	1	1	0	133	1	0	70	22.15	1	1	0	0
34	1	0	60	22.86	1	1	0	0	134	0	1	70	25.71	0	0	1	1
35	0	0	77	24.03	0	0	1	0	135	0	0	61	22.46	0	1	1	0
36	1	1	64	22.86	1	0	1	1	136	1	1	73	29.30	1	1	0	0
37	0	1	69	20.68	0	0	0	0	137	0	1	60	26.42	0	1	0	0
38	1	0	59	26.86	1	1	0	0	138	1	1	59	22.86	1	1	0	0
39	1	0	66	22.86	0	1	0	0	139	0	1	70	27.56	0	0	1	0
40	0	1	71	22.20	1	0	0	0	140	1	0	70	23.05	1	1	0	0
41	0	1	65	24.11	0	0	0	0	141	1	0	64	30.30	1	1	0	0
42	0	0	82	22.86	1	1	0	0	142	0	1	63	28.33	1	0	1	1
43	0	1	77	22.07	1	0	0	1	143	0	1	79	22.86	0	0	1	1
44	0	1	68	25.95	1	1	1	0	144	1	0	69	23.88	0	1	1	0
45	1	0	58	27.86	1	1	0	0	145	0	0	67	23.92	0	1	1	0
46	0	1	74	25.10	1	0	0	0	146	0	1	75	25.53	1	1	0	0
47	0	1	73	23.90	0	1	0	0	147	0	1	75	27.39	0	1	0	0
48	0	0	62	26.31	1	0	0	0	148	1	1	71	20.07	0	1	0	0
49	0	1	78	24.00	1	1	0	0	149	0	0	67	26.56	0	1	1	0
50	1	0	73	19.86	1	1	1	0	150	1	1	52	24.49	1	1	0	0
51	0	1	63	23.25	0	0	0	0	151	0	1	62	27.69	0	1	1	0
52	1	0	69	22.86	0	1	0	1	152	1	0	75	27.89	1	1	0	0
53	0	0	68	22.58	1	1	0	0	153	0	0	70	22.83	1	1	0	0
54	0	1	74	23.71	1	0	0	1	154	1	0	72	32.05	1	1	0	0
55	1	1	61	23.86	0	1	0	0	155	0	0	74	19.88	0	1	0	0
56	0	1	69	24.68	1	1	1	0	156	0	0	70	22.49	0	1	1	0
57	0	0	78	29.30	1	0	1	0	157	0	1	67	27.04	0	1	0	1
58	0	0	71	24.87	1	0	1	0	158	1	0	59	22.23	0	1	1	0
59	0	1	75	24.22	0	1	0	0	159	0	1	62	26.57	1	1	0	0
60	0	0	75	23.63	0	0	1	1	160	1	0	61	20.80	1	1	0	0
61	1	1	75	20.20	1	1	1	1	161	0	0	66	22.60	0	1	0	0

编号	组别	性别	年龄/岁	身体质量指数/(kg·m⁻²)	糖尿病	高血压	血脂异常	主要不良心肾事件	编号	组别	性别	年龄/岁	身体质量指数/(kg·m⁻²)	糖尿病	高血压	血脂异常	主要不良心肾事件
62	0	0	72	35.00	1	1	0	1	162	0	0	56	22.06	0	0	1	0
63	1	0	52	23.22	0	1	1	0	163	1	1	62	19.60	1	0	0	0
64	1	0	68	28.57	0	1	1	0	164	0	1	68	25.10	1	1	1	1
65	0	1	60	28.49	1	0	0	1	165	1	0	70	20.61	1	1	0	0
66	1	0	71	21.40	0	0	0	1	166	0	1	72	26.73	1	1	0	0
67	0	1	72	25.93	1	1	0	0	167	0	1	65	23.03	1	0	0	0
68	0	1	52	24.43	0	0	1	1	168	1	1	67	20.90	1	0	0	0
69	1	0	68	21.91	1	0	0	1	169	1	0	63	25.39	0	0	1	0
70	1	0	69	19.49	0	0	1	1	170	1	0	69	27.55	1	0	0	0
71	0	1	85	24.80	0	0	0	1	171	0	1	70	30.67	0	0	1	0
72	1	0	66	21.72	1	1	0	0	172	1	1	56	30.12	1	0	0	0
73	0	0	61	24.44	0	1	1	0	173	1	0	75	24.84	1	1	0	0
74	1	1	60	19.44	0	0	1	0	174	0	0	66	23.01	0	1	1	1
75	0	1	62	25.80	0	0	1	1	175	0	1	73	26.26	1	0	0	1
76	1	0	72	22.03	1	1	0	0	176	1	0	70	23.31	1	1	0	0
77	1	1	71	21.34	1	1	1	1	177	0	0	62	20.81	1	0	0	0
78	0	1	72	29.36	0	1	0	0	178	1	0	58	23.88	0	0	0	0
79	1	0	67	21.36	0	0	0	1	179	0	0	69	20.28	1	0	0	0
80	0	0	74	26.97	0	0	1	0	180	0	1	69	23.67	0	0	1	0
81	1	1	63	24.22	1	1	0	1	181	0	1	69	30.45	1	1	0	0
82	0	1	64	25.71	0	0	1	0	182	0	1	67	20.78	1	0	0	0
83	1	0	66	20.34	1	1	1	0	183	0	1	64	15.57	0	0	0	0
84	0	1	64	28.82	1	0	0	0	184	1	1	65	25.64	0	0	0	0
85	0	1	67	24.51	0	1	1	1	185	0	1	64	24.80	1	1	1	0
86	0	0	85	26.71	0	0	0	0	186	1	0	73	20.09	0	0	0	0
87	0	1	71	27.45	0	0	0	1	187	0	0	69	19.17	0	0	0	0
88	1	0	68	17.90	0	0	0	0	188	1	0	64	23.88	0	0	0	0
89	0	0	54	31.25	0	0	1	1	189	0	1	74	28.67	1	0	1	0
90	0	1	69	23.88	1	0	0	0	190	1	1	71	22.41	1	1	0	0

编号	组别	性别	年龄/岁	身体质量指数/(kg·m⁻²)	糖尿病	高血压	血脂异常	主要不良心肾事件	编号	组别	性别	年龄/岁	身体质量指数/(kg·m⁻²)	糖尿病	高血压	血脂异常	主要不良心肾事件
91	1	0	63	19.37	0	0	0	1	191	0	1	79	24.91	1	0	1	1
92	0	1	64	25.38	1	0	1	0	192	0	1	58	23.83	1	1	0	0
93	1	0	60	20.20	1	1	0	1	193	0	1	71	22.58	0	1	0	1
94	0	1	83	28.85	0	0	1	0	194	0	1	64	26.63	0	0	1	0
95	1	0	68	19.74	1	0	0	0	195	0	1	64	22.76	1	1	0	0
96	1	0	65	22.09	0	0	1	0	196	1	1	63	25.71	0	0	0	0
97	1	1	68	20.20	0	0	1	1	197	1	0	59	18.82	0	0	0	0
98	1	1	71	23.44	0	1	0	0	198	1	0	64	20.13	0	0	0	0
99	1	0	61	22.90	0	1	0	1	199	0	1	75	28.73	0	1	1	1
100	0	1	67	18.59	0	1	0	0	200	1	1	61	23.32	1	0	0	0

注：组别(0,非缺血组；1,缺血组)；性别(0,女；1,男)；糖尿病(0,非糖尿病；1,糖尿病)；高血压(0,非高血压；1,高血压)；血脂异常(0,非血脂异常；1,血脂异常)；主要不良心肾事件(0,无；1,有)。

五、统计分析

本研究采用 SPSS 24.0 统计软件进行数据分析。计数资料使用构成比和率表示，组间比较使用卡方检验、连续性检验或 Fisher 确切检验；正态分布的计量资料使用 $\overline{X} \pm s$ 表示，使用 t 检验进行比较；偏态分布的计量资料使用中位数(四分位间距)表示，使用非参数检验(Mann-Whitey U 检验)进行比较；选取 $P<0.05$ 为差异有统计学意义；倾向评分匹配容差设定为 0.2，以最邻近匹配法进行 1：1 匹配。

在进行倾向评分匹配(PSM)前，HFpEF 合并心肌缺血患者共 86 例，HFpEF 未合并心肌缺血患者共 114 例，两组基线资料比较显示所有指标的组间差异均有统计学意义，表明两组的均衡性较差(表 12-3)。

表 12-3　匹配前缺血组与非缺血组临床基线特征对比

项目	缺血组($n=86$)	非缺血组($n=114$)	$Z/t/X^2$	P
性别/%			14.835	<0.001
男性/例	33(38.4)	75(65.8)		
女性/例	53(61.6)	39(34.2)		
年龄/岁	64.69±7.28	68.61±7.15	-3.809	<0.001
BMI/($kg \cdot m^{-2}$)	23.15±2.96	25.18±3.10	-4.676	<0.001
糖尿病/%			4.055	0.044
+/例	56(65.12)	58(50.88)		
-/例	30(34.88)	56(49.12)		
高血压/%			8.712	0.003
+/例	58(67.44)	53(46.49)		
-/例	28(32.56)	61(53.51)		
血脂异常/%			3.873	0.049
+/例	31(36.05)	57(50.00)		
-/例	55(63.95)	57(50.00)		

注：+，有；-，无。

　　于是，进行必要的倾向评分匹配。系统自动以组别为因变量，以需要调整的变量（性别、年龄、BMI、糖尿病、高血压、血脂异常）为自变量构建 Logistic 回归模型，求出每个研究对象的倾向性评分值。

　　模糊匹配了 71 个数据，未发现精确匹配的案例，15 个案例未匹配成功。匹配设置的精度值为 0.2（图 12-2）。

个案控制匹配统计

匹配类型	计数/个
完全匹配	0
模糊匹配	71
不匹配（包括缺失键）	15
不匹配（键有效）	15
抽样	不具有替换功能
日志文件	none
最大程度地提高匹配性能	yees

图 12-2 个案控制匹配统计

打开原始数据，会发现产生了 3 个变量，同时还产生了 1 个新的数据集 test。新数据集 test 与原始数据变量一样，但 test 是匹配后的数据集，样本含量少于原数据集。如图 12-3 test 数据集，其中 PS 为计算的倾向评分值，软件按照此值大小进行匹配，cc = 1 意味着是匹配合格的研究对象，而 aa 为相应被判为不合格的研究对象。例如，ID = 1 的研究对象入选，相应 ID = 27 的研究对象被剔除，在 test 数据集中，该研究对象已不存在。

	ID	group	性别	年龄	BMI	糖尿病	高血压	血脂异常	MARCE	PS	cc	aa
1	1	1	0	62	25.86	1	0	0	1.00	.53441	1.00	27.00
2	5	1	1	67	22.86	1	0	1	1.00	.27084	1.00	51.00
3	7	1	0	59	22.86	1	1	0	.00	.88611	.00	.
4	9	1	0	63	26.86	0	1	1	1.00	.45934	1.00	68.00
5	14	1	1	25	21.86	1	0	1	.00	.94460	1.00	177.00
6	16	1	0	62	22.86	0	0	0	.00	.50749	1.00	25.00
7	18	1	0	59	24.86	1	1	0	.00	.83601	.00	.
8	20	1	1	70	22.86	1	1	1	.00	.44343	1.00	46.00
9	21	1	1	52	27.86	0	0	0	1.00	.22866	1.00	10.00
10	23	1	0	48	21.86	1	0	0	.00	.89921	.00	.
11	26	1	0	70	22.86	0	1	0	.00	.58969	1.00	42.00
12	31	1	0	68	22.86	1	1	0	.00	.78194	1.00	195.00
13	34	1	0	60	22.86	1	1	0	1.00	.87714	.00	.
14	36	1	1	64	22.86	0	1	0	1.00	.45751	1.00	6.00
15	38	1	0	59	26.86	1	1	1	1.00	.71574	1.00	145.00
16	39	1	0	66	22.86	0	1	0	1.00	.66974	1.00	96.00
17	45	1	0	58	27.86	1	1	0	.00	.74662	1.00	174.00
18	50	1	0	73	19.86	1	1	1	1.00	.76822	1.00	102.00
19	52	1	1	69	22.86	0	1	0	1.00	.35417	1.00	59.00
20	55	1	1	61	23.86	0	1	0	.00	.46915	1.00	149.00
21	61	1	1	75	20.20	1	1	1	.00	.47620	1.00	40.00
22	63	1	0	52	23.22	0	1	1	1.00	.82539	.00	.
23	64	1	0	68	28.57	0	1	1	.00	.27791	1.00	3.00
24	66	1	0	71	21.40	1	1	0	.00	.79041	1.00	162.00

图 12-3 test 数据集的匹配情况

以性别、年龄、BMI、糖尿病、高血压、血脂异常作为协变量，卡钳值设为 0.2，以 1：1 构建 PSM 模型。经 PSM 匹配后，两组间共成功匹配 142 例患者，即缺血 HFpEF 患者和非缺血 HFpEF 患者各 71 例，匹配后经检验，两组间多个变量达到了组间平衡（$P>0.05$，见表 12-4）。

表 12-4　匹配后缺血组与非缺血组临床基线特征对比

项目	缺血组（$n=71$）	非缺血组（$n=71$）	$Z/F/X^2$	P
性别/%			2.283	0.131
男性/例	31（43.66）	40（56.34）		
女性/例	40（56.34）	31（43.66）		
年龄/岁	65.54±7.10	67.48±7.29	−1.170	0.244
BMI（kg/m²）	23.39±3.08	23.98±2.67	0.989	0.324
糖尿病/%			0.259	0.611
+/例	42（59.15）	39（54.93）		
−/例	29（40.85）	32（45.07）		
高血压/%			3.509	0.061
+/例	47（66.20）	36（50.70）		
−/例	24（33.80）	35（49.30）		
血脂异常/%			1.031	0.310
+/例	28（39.44）	34（47.89）		
−/例	43（60.56）	37（52.11）		

匹配前，两组间 MARCE 事件发病率无差异。匹配后，142 例患者中发生 MARCE 事件 45 例，其中缺血组发生 MARCE 事件 29 例，总体发病率为 40.85%，非缺血组发生 MARCE 事件 16 例，总体发病率为 22.54%，差异具有统计学意义（$X^2=5.498$，$P=0.019$，见表 12-5）。

表 12-5 匹配前后缺血组与非缺血组 MARCE 发病率比较

匹配情况	缺血组 /例(占比/%)	非缺血组 /例(占比/%)	χ^2	P
匹配前	30(42.25)	40(56.34)	0.001	0.976
匹配后	29(40.85)	16(22.54)	5.498	0.019

六、论文表述

本研究发现,在配对之前,缺血组患者更年轻,以女性为主,BMI 低于非缺血组患者,糖尿病、高血压发病率更高,血脂异常的发病率更低(表 12-3),缺血组和非缺血组发生 MARCE 的情况差异无统计学意义。

经 PSM 模型配对并检验均衡性后,成功匹配 71 例缺血和 71 例非缺血的 HFpEF 患者。结果表明,142 例患者共发生 MARCE 事件 45 例,其中缺血组 MARCE 发病率为 40.85%,非缺血组为 22.54%,非缺血组的 MARCE 发病率低于缺血组,差异具有统计学意义($P=0.019$),提示在 HFpEF 患者中,合并心肌缺血者的心肾不良事件的发病率更高。

七、常见错误

做倾向评分匹配时需要注意的问题如下。

(一)对照组应有更大的选择余地

采用 PSM 时,对照组样本含量最好是试验组样本含量的 10 倍以上,这样可确保几乎所有的试验组可以被匹配上合适的对照组,如果试验组有大量不合适的数据,极有可能造成严重选择性偏倚。

(二)倾向评分匹配不是消除因素关联性的万能钥匙

PSM 只能部分消除(或者说减弱)暴露因素与各个混杂因素之间的相关性,往往不能做到完全消除相关性。在倾向性匹配评分后,需要重新检验基线是否平衡。

参考文献

Rahimi G, Tecson K M, Elsaid O, et al. Role of Ischemic Heart Disease in Major Adverse Renal and Cardiac Events Among Individuals with Heart Failure with Preserved Ejection Fraction (From the TOPCAT Trial)[J]. The American journal of cardiology, 2020: doi:10. 1016/J. AMJCARD. 2020. 11. 034.

（姚淑红）

射血分数保留的心力衰竭患者心肌缺血与不良心肾事件的关系研究

范例十二

后记

本书的 12 个真实世界研究范例改编于发表的 SCI 论文(参见各范例篇末的参考文献)。范例涉及的研究设计方案、样本含量估计方法和统计分析内容丰富多样,具有很好的示范作用。借此,作者希望本书能帮助大家对真实世界研究的目标设定、数据收集、偏倚控制、统计分析、结果表述等建立直观感受,消除大家对真实世界研究的认识误区和恐惧心理,并希望大家能在临床研究中应用真实世界研究方法,收集真实世界数据,获得媲美随机对照的研究结论。

为此,作者特意在部分范例篇末加上该范例相类似的随机对照试验的研究路线,方便读者比较,并期待其能获得更多的专业感受。但是,也正是在这个随机对照试验的设计过程中,作者也深有体会,并非所有的问题都能通过随机对照试验得以验证。比如,范例四《女护士饮食行为与心脏代谢风险指标的关联性研究》就显得十分差强人意,因为所谓的"强制按时按量饮水、进食"在临床护理工作中基本属于不可能完成的任务。又如,范例八《儿童非综合征性唇裂伴或不伴腭裂的风险预测模型研究》,由于医学伦理学的法则限制,我们不能发现风险因素而置之不理,更不能任由风险因素发展成唇裂或腭裂的事实。再如,范例九《老年人艺术活动参与频度与病死率的关系研究》,虽然因果关系不十分确定,但是事实本身之于老年人生活正向的人性助益确实不言而喻,所以没必要通过所谓的"随机对照试验"再去验证。

真实世界研究表面上淡化了"随机""对照""干预"和"时间"这4个临床研究设计元素，但其实这4个设计元素依然是真实世界研究必须遵循的科学法则。

一、在"随机"元素上，切不可随心所欲

真实世界研究允许研究对象在选择、分组等环节上不完全随机化，但必须准随机。由于没有遵循随机原则而造成病例选择偏倚的危害，足以毁灭整个研究。这里说的随机原则，包含两个方面的含义：一是研究对象进入研究的机会均等；二是纳入的研究对象进入不同组别的机会均等。

先来看第一层含义。最典型的选择偏倚案例来自第二次世界大战期间的战斗机安全改进研究，人们关注了返航战斗机的各种损坏情况，却忘记没有返航的战斗机才是最值得研究的对象。同样的道理，为了研究日常锻炼是否有降低心脏病危险因素的作用，仅仅以社区医院的心脏病患者为研究对象是不够的，因为留在社区医院的心脏病患者大多属于病情轻的，而三甲医院的重症心脏病患者被忽略了，这就是病例选择偏倚。因此，如果日常锻炼降低了社区医院心脏病患者的危险因素，就只能说日常锻炼有益于部分心脏病患者的健康，而不能贸然推广到所有心脏病患者。

再来看第二层含义。2型糖尿病患者在血糖控制不良的情况下，是使用胰岛素（insulin，INS）治疗效果好，还是使用胰高血糖素样肽-1受体激动剂（glucagon like peptide-1 receptor agonists，GLP-1RA）治疗效果好？在真实世界研究中，可以很容易地从几家医院的档案系统中获取使用INS和使用GLP-1RA病例的大量数据。比如有人就获得了39599例使用INS和4706例使用GLP-1RA的数据，但没有进行简单的治疗效果比较，而是通过进一步比对两组病例的糖化血红蛋白、身体质量指数、血压、血脂等指标，指标检测结果相近的病例列入同一层次，两个治疗组间分层进行比较，就能确切地反映使用INS或者使用GLP-1RA的实际效果。

其实，这也是真实世界研究的优势之一。在纳入研究的大样本案例中，根据研究需要，筛选、匹配分组，获得新的亚组研究信息，而不会被随

机对照研究方案中的分组信息所局限。但优势必须正确使用，随机不是随便。在"随机"这个设计元素上，可以根据研究目的调整设计方案中的入选标准或分组标准，但切不可随心所欲。

二、在"对照"元素上，切不可强词夺理

在评价一种干预措施特别是药物作用的临床研究中，必须设立对照组，这个观念已经深入人心。那么，在真实世界研究中，是否一定需要设立对照组呢？答案是必须设立！对照原则是医学研究设计和实施的基本准则之一。通过与对照组的比较，才可以达到排除无关因素的影响，获得具有可信度和说服力的研究结果。

对照的设立有多种方式。按研究设计方案分类，可分为自身对照、配对对照、交叉对照；按时间分类，可分为同期对照、前后对照、历史对照；按处理措施分类，可分为空白对照、安慰剂对照、条件对照、标准对照。还可以几种方法组合形成复合对照，如同时设置安慰剂对照和标准对照（又称"三臂试验"）。

真实世界研究的数据来自现实工作，允许不设立平行的无干预对照组，但不等于没有对照。其效果可以与常识比较，也可以根据理性判断（例如，不治疗病情一定恶化）。在一项关于心理教育家庭干预（psychoeducational family intervention，PFI）模式对双相情感障碍管理的研究中，其中"家庭负担"这项指标并没有设置对照组，而是将近期的治疗费用与以往同类的治疗费用进行对比，发现采用了 PFI 模式干预后治疗费用明显降低，同样可以得出 PFI 减轻家庭负担的研究结果。尽管没有独立设置的对照组，但既往的数据信息就是"无形"的对照，就是一个可以比较的标准。

真实世界研究不但要设立对照组进行比较，而且对照的设立必须合情合理。例如，一项关于活血化瘀中药疗效的研究，如果要证明该中药具有抗凝抗血小板作用，一般需要设置使用抗凝抗血小板作用药物的对照组，以便相互比较抗凝抗血小板作用的效果是否一样；如果要证明该中药具有

减轻血管斑块生成作用，一般需要设置使用抗血管斑块药物的对照组，以便比较抗血管斑块作用的效果是否一样。需要注意的是，此处不仅是针对某个特定效果设置相应的对照，并且是使用已经被证明确实有效的西药作为比较标准，而非笼统地验证活血化瘀的效果。

如果为了证明大象很魁梧，就找了老鼠做对照，这样得出的结论有说服力吗？亚洲象与非洲象对比体重，田鼠与竹鼠对比嗅觉灵敏程度，才有靠谱之意。只有进行合情合理的对照比较，才能得出合情合理的研究结论。在"对照"这个设计元素上，无论是设置具体的对照组，还是与常识或既定标准比较，相互间都要均衡可比，切不可强词夺理。

三、在"干预"元素上，切不可含糊其辞

在干预性的真实世界研究中，医生根据患者的个体特征或个人意愿，提供最适用的临床诊疗方案。与随机对照研究干预的不同之处在于，真实世界研究的干预是常态下的干预，由于更加切合人类的正常生活或工作情形，因此其具有更稳定的外推可靠性。正因为是普通化的常态，没有特殊控制的手段，于是干预这一措施就不可能规避也无须规避患者原本的生活习惯和工作状态，这样一来，也使干预不可能完全受控。因此，真实世界研究结论的获得难度也远超随机对照研究。但是一旦有肯定的结论，在人群中的推广价值就会更高，因为干预不是特定状态的特殊措施，可接受性是显而易见的。

真实世界研究也可以是非干预性的研究。例如，可以是回顾性调查，通过了解过去一段时间内调查对象的生活状态，比较鉴别后得到可能影响疾病发生的不良生活习惯；也可以是队列研究，通过长期随访调查对象的生活状态直至疾病发生，比较鉴别后得到可能导致疾病发生的不良生活习惯，获得可能的疾病因果关系。整个研究过程没有对研究对象施加任何干预措施，完全是作为旁观者收集有关信息，之后对信息进行分析处理，获得有价值的结论。

可见，真实世界研究在干预因素上具有更大的灵活性，也更接近实际

情况。但是，必须强调的是，虽然有无干预措施不是重点，但不等于说真实世界研究是脚踩西瓜皮，滑到哪里算哪里。在真实世界研究中，研究设计的重点在于有没有明确的研究目标，也就是为了什么去做研究。为了探讨运动对改善脑卒中的效果，就必须将运动的方式和时间纳入研究内容，虽然运动的方式和时间不是研究强行施加的干预，但是其属于研究需要比较的内容，属于研究观察的既定目标。因此必须事先说明清楚，不可含糊其辞。

四、在"时间"元素上，切不可南辕北辙

真实世界研究可以是横断面的，可以是回顾性的，也可以是前瞻性的。但随机对照研究只能是前瞻性的。显然，人们的共识是前瞻性研究设计严谨，结论可靠；而回顾性研究由于数据的完整性和同质性没有保证，研究结论难免会被认为缺乏科学性、严谨性。

不管是前瞻性研究，还是回顾性研究，都是有利有弊，都各有值得在临床研究中被采用的理由。研究者为了提高研究可信度，在设计的时候往往愿意选择前瞻性研究。但在实际执行的时候，由于真实世界研究会受到多种因素的干扰，数据收集难度较大，故时有出现半途而废的情形。

但无论如何，事先设计为前瞻性的研究，不能因为中途研究进程中断而事后采取回顾性的方法补充资料。这样会大大降低资料的可靠性。在"时间"这个设计元素上，要实事求是，是瞻前还是顾后，必须方向明确，切不可南辕北辙。

总之，真实世界研究的热度方兴未艾，我们既要有迎难而上的勇气，也要有有备而来的智慧。在了解真实世界研究的优势，开展真实世界研究的同时，我们应牢记这 4 个"切不可"，以期真正达到真实世界研究的目的。

谨此以为后记。

图书在版编目(CIP)数据

医学真实世界研究范例 / 黄子杰主编. —长沙：
中南大学出版社，2022.9
ISBN 978-7-5487-5090-1

Ⅰ. ①医… Ⅱ. ①黄… Ⅲ. ①医学统计－案例 Ⅳ.
①R195.1

中国版本图书馆 CIP 数据核字(2022)第 167032 号

医学真实世界研究范例
YIXUE ZHENSHI SHIJIE YANJIU FANLI

黄子杰　主编

□出 版 人	吴湘华
□责任编辑	王雁芳
□责任印制	唐　曦
□出版发行	中南大学出版社
	社址：长沙市麓山南路　　　邮编：410083
	发行科电话：0731-88876770　　传真：0731-88710482
□印　　装	长沙印通印刷有限公司

□开　　本	710 mm×1000 mm 1/16　□印张 8.75　□字数 128 千字
□版　　次	2022 年 9 月第 1 版　□印次 2022 年 9 月第 1 次印刷
□书　　号	ISBN 978-7-5487-5090-1
□定　　价	58.00 元